Saghar Erfani
Samaneh Babolmorad

Um livro abrangente sobre cuidados de enfermagem a doentes com cancro

Saghar Erfani
Samaneh Babolmorad

Um livro abrangente sobre cuidados de enfermagem a doentes com cancro

Baseado em dicas de cuidados e terapia medicamentosa

ScienciaScripts

Imprint

Cover image: www.ingimage.com

This book is a translation from the original published under ISBN 978-620-4-98412-4.

Publisher:
Sciencia Scripts
is a trademark of
Dodo Books Indian Ocean Ltd. and OmniScriptum S.R.L publishing group

120 High Road, East Finchley, London, N2 9ED, United Kingdom
Str. Armeneasca 28/1, office 1, Chisinau MD-2012, Republic of Moldova, Europe
Managing Directors: Ieva Konstantinova, Victoria Ursu
info@omniscriptum.com

Printed at: see last page
ISBN: 978-620-8-62827-7

Um livro abrangente sobre cuidados de enfermagem para pacientes com câncer com base em dicas de cuidados e terapia medicamentosa

Por

Saghar Erfani

M.Sc. Estudante de Enfermagem, Universidade Islâmica Azad de Ciências Médicas de Teerã, Teerã. Irã

Samaneh Babolmorad

Mestrado em Enfermagem Pediátrica

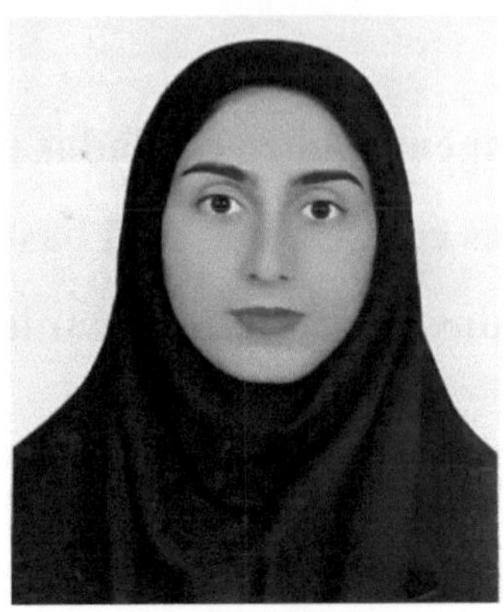

Saghar Erfani

Estudante de mestrado em enfermagem, Universidade Islâmica Azad de Ciências Médicas de Teerã, Teerã. Irã

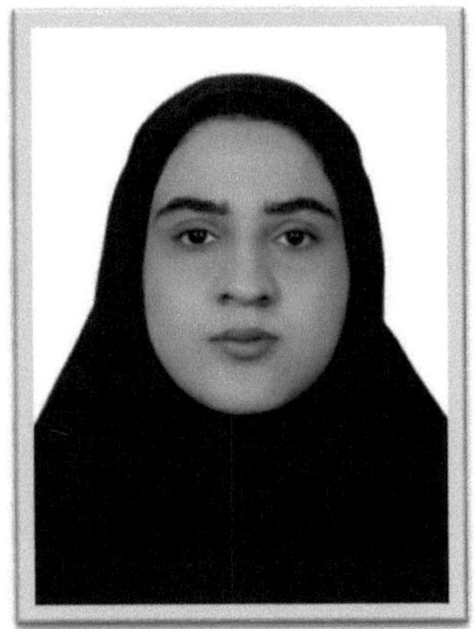

Samaneh Babolmorad

Mestrado em Enfermagem Pediátrica, Irã

Dedicado aos Anjos Misericordiosos que:

O senhor dos mundos, que começou a guiar seus servos com os ensinamentos da pena.

Meus pais, cuja presença é uma coroa de honra para mim e seu nome é a razão de minha existência, porque essas duas existências, depois do Senhor, foram a fonte de minha existência, pegaram minha mão e me ensinaram a caminhar neste vale cheio de altos e baixos.

Conteúdo

Capítulo I

Cetoacidose diabética (CAD)

Introdução

Cetoacidose diabética (CAD)

A cetoacidose diabética após a deficiência de insulina leva a três achados clínicos de acidose, hiperglicemia, desidratação e perda de água e eletrólitos, o que causa uma interrupção no metabolismo de carboidratos, proteínas e gorduras. Após o aumento da produção de glicose no fígado e a diminuição da entrada de glicose na célula devido à falta de insulina, a quantidade de glicose no sangue aumenta e, se exceder o limiar de tolerância, acima de 200 mmol/l, ocorre a excreção renal de glicose junto com água e eletrólitos. Ocorre desidratação e perda de água e eletrólitos, diurese osmótica e poliúria. Por outro lado, a falta de insulina leva à quebra de gorduras em ácidos graxos e colesterol, que são convertidos em corpos cetônicos no fígado, que são extremamente ácidos. O acúmulo de acidose e acidose metabólica causa a cetoacidose diabética.

Principais causas

Diabetes não diagnosticado ou não tratado - redução ou esquecimento da injeção de insulina - uma segunda doença que não seja o diabetes (aumento da resistência à insulina) e infecção.

Observação: em caso de doença ou infecção, a dose de insulina não é reduzida, mas, ao contrário, é aumentada.

Sintomas: Consumo excessivo de álcool, poliúria, visão turva, fraqueza, dor de cabeça, diminuição da pressão arterial, sintomas digestivos como anorexia, náusea e vômito, hiperventilação e respiração ofegante, o hálito do paciente pode ter cheiro de fruta podre. O paciente pode estar alerta, letárgico ou comatoso, dependendo da osmolalidade plasmática. Na cetoacidose diabética, o nível de açúcar no sangue pode variar de 300 a

800 mg/dl; em alguns pacientes, o nível de açúcar no sangue chega a 1.000 mg/dl, o que depende do nível de desidratação do paciente. A CAD não depende absolutamente do nível de glicose no sangue do paciente; vários pacientes com glicose entre 100 e 200 mg/dl também sofreram cetoacidose grave. A evidência de cetoacidose diabética aparece em um nível sérico baixo de 0-15 meq/l e baixa acidez. (PH: 6,8-7,3). O baixo nível de PCO_2 reflete a compensação respiratória (respiração cósmica) e a acidose metabólica. Na cetoacidose diabética, os níveis de creatinina, HCT e BUN aumentam devido à desidratação.

Diagnóstico

- BS: Acima de 300-800 mg/dl.
- Acidose grave e aumento de cetonas na urina e no sangue.
- Alteração nos eletrólitos (K).

Tratamento

A fluidoterapia requer aproximadamente de 6 a 10 litros de fluido intravenoso para repor o fluido perdido por poliúria, hiperventilação, diarreia e vômito. Durante as primeiras duas horas, a solução salina normal a 0,9% é usada em uma taxa alta, entre 1-1,5 litros por hora. Após as primeiras 2 a 3 horas, a solução salina normal a 0,45% é o fluido de escolha. Quando a glicose no sangue atinge 300 mg/dl, os fluidos intravenosos são trocados por água com dextrose a 5% para reduzir o risco de hipoglicemia. É necessário o controle frequente dos sinais vitais e o exame do estado respiratório do paciente, dos sons respiratórios e da quantidade de absorção e excreção de fluidos.

Correção de eletrólitos: A correção do potássio é muito importante e deve ser medida e monitorada com frequência. Fatores que causam uma redução adicional na concentração de potássio no sangue: Desidratação, que causa um aumento no volume plasmático e, eventualmente, diminui a concentração de potássio sérico e aumenta a excreção urinária de potássio. Administração de insulina, que promove o movimento do potássio do fluido extracelular para o fluido intracelular.

Cuidados de enfermagem na hipocalemia

O monitoramento cardíaco do paciente e o controle do ECG mostram que não há sinais de hipocalemia (onda T longa e acentuada). Os valores laboratoriais de potássio estão normais ou baixos. O paciente está urinando. A reposição de potássio é interrompida quando o paciente apresenta sintomas de hipercalemia ou incontinência urinária. Durante a cetoacidose diabética, a reposição de potássio é feita somente se seu nível estiver normal ou baixo. Para compensar a acidose, a insulina é injetada em uma taxa baixa e contínua, geralmente o nível de glicose no sangue é corrigido antes da acidose. Portanto, a insulina intravenosa pode ser continuada até 12 a 24 horas depois para compensar a acidose.

Cuidados de enfermagem: Monitoramento do estado hemodinâmico, controle de I&O, administração de fluidos, medição dos níveis de glicose no sangue, insulina e outros medicamentos e prevenção de distúrbios eletrolíticos e hipercalemia.

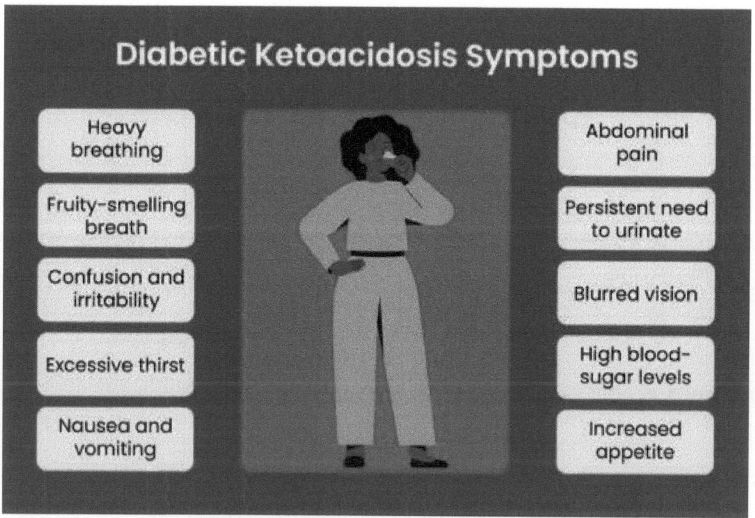

Figura 1. Cetoacidose diabética (CAD)

Síndrome hiperglicêmica não cetótica hiperosmolar (HHNS)

Às vezes, ocorre em pessoas idosas (50-70 anos) sem histórico de diabetes ou com diabetes tipo 2. É uma situação muito perigosa e faz com que o paciente perca a consciência. Nessa síndrome, não há acúmulo de cetonas ou ele é muito baixo, porque há insulina no corpo, e o principal defeito é a falta de efeito da insulina no corpo ou a resistência à insulina, o que leva à hiperglicemia e à diurese. Ela se torna osmótica e remove fluidos e eletrólitos. Isso ocorre em algumas condições agudas, como pneumonia ou AVC, diálise e uso de medicamentos diuréticos.

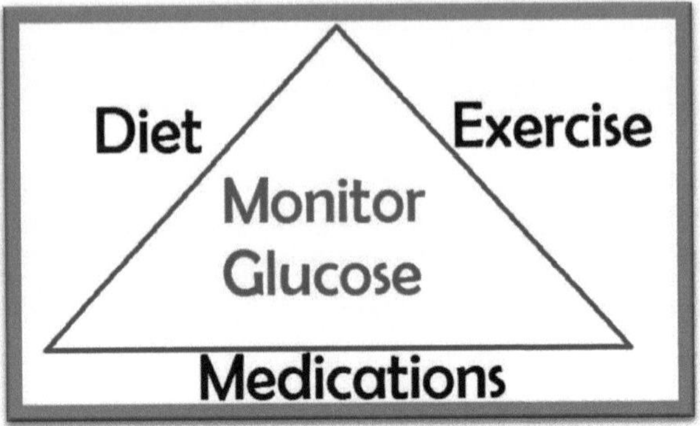

Figura 2. Diabetes Mellitus NCLEX Review Notes Medicamentos e gerenciamento de enfermagem

Sinais

- Hipotensão;
- Desidratação grave com sintomas de muco seco e diminuição do turgor da pele;
- Taquicardia.

Sintomas neurológicos: Alteração dos sentidos, convulsões, hemiparesia. Basicamente, a morte na síndrome de HHNs ocorre após a doença subjacente e sua taxa de mortalidade é de 10 a 40%.

Testes de diagnóstico

- BS acima de 600-1200 mg/dl;
- Osmolalidade sérica acima de 350 mosm/kg;
- ABG;
- BUN/Cr;
- CBC;
- Eletrólitos.

Tratamento

A base do tratamento é a reposição de fluidos, a correção dos eletrólitos: potássio, correção da acidose, terapia com insulina: O papel da insulina não é o mesmo da cetoacidose diabética, e ela é usada apenas para tratar a hiperglicemia.

Complicações de longo prazo do diabetes

Devido ao aumento da expectativa de vida dos pacientes diabéticos, a taxa de complicações de longo prazo entre esses pacientes tornou-se mais comum. As três categorias gerais de complicações de longo prazo do diabetes são: Doença de grandes vasos (macrovascular), doença de pequenos vasos (microvascular) e neuropatia.

As complicações de longo prazo são observadas em ambos os tipos de diabetes, tipo 1 e tipo 2, e essas complicações geralmente ocorrem cinco anos após o diagnóstico do diabetes. As doenças renais em pacientes com diabetes tipo 1 são complicações cardiovasculares (complicações de grandes vasos) em pacientes mais velhos, e a atenção ao diabetes tipo 2 é mais comum.

Complicações de grandes vasos (macrovasculares)

Como resultado das alterações na parede dos vasos sanguíneos de médio a grande porte do corpo, a parede do vaso se torna espessa e aterosclerótica e é bloqueada por placas e, por fim, o fluxo sanguíneo é interrompido. As alterações escleróticas causadas pela aterosclerose não são distinguíveis, mas em pacientes diabéticos, elas ocorrem mais rapidamente, com maior prevalência e em uma idade mais jovem. Os três principais tipos de complicações de grandes vasos são a doença arterial coronariana, a doença cerebrovascular e a doença vascular periférica. O infarto do miocárdio em homens diabéticos, dois irmãos das mulheres diabéticas, é três vezes mais comum na população em geral.

A doença arterial coronariana pode ser a causa de 50 a 60% de todas as mortes em pacientes diabéticos. Em pacientes diabéticos, os sintomas isquêmicos podem não existir, e a maioria das pessoas tem ataques cardíacos silenciosos. Alterações em grandes vasos causam ataques isquêmicos transitórios (AIT), derrame periférico e claudicação intermitente em pacientes diabéticos. A obstrução dos vasos da perna, a neuropatia periférica e o distúrbio de cicatrização de feridas são os fatores que levam à amputação da perna nesses pacientes. O tratamento da obesidade, hipertensão, hiperlipidemia e abandono do tabagismo com dieta e exercícios é muito importante. A doença vascular periférica se manifesta na forma de diminuição do pulso periférico e claudicação metabólica.

Complicações em pequenos vasos e retinopatia diabética: As alterações macrovasculares são observadas em pacientes diabéticos e não diabéticos, mas as complicações em pequenos vasos são exclusivas de pacientes diabéticos. A característica das doenças de pequenos vasos ou microangiopatia é o espessamento da membrana basal capilar.

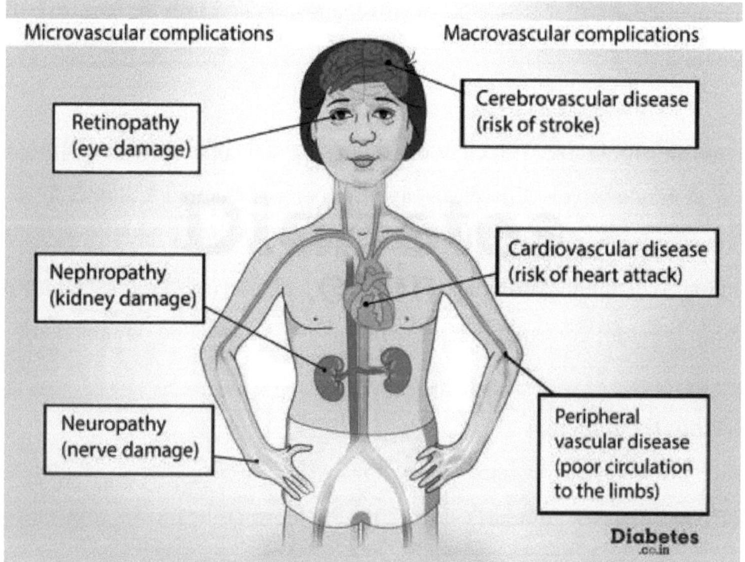

Figura 3. Quais são as complicações de longo prazo do diabetes?

Retinopatia diabética

Ela ocorre praticamente em pacientes com diabetes tipo 1 e tipo 2. A retinopatia tem três estágios distintos:

Retinopatia não proliferativa: A principal complicação é o edema macular. Ocorre em 10% dos pacientes diabéticos. Retinopatia pré-proliferativa: Nesse estágio, ocorre a perda de fibras nervosas. Retinopatia proliferativa: Devido à proliferação de novos vasos sanguíneos na retina e sua invasão do vítreo, a cegueira ocorre devido ao sangramento no vítreo.

Sintomas: As manifestações clínicas da retinopatia são visão embaçada, manchas e moscas volantes, e visão pontual ou cegueira. A retinopatia é um processo indolor. O diagnóstico da retinopatia é feito sem angiografia com fluoresceína. A catarata ocorre em pacientes diabéticos em uma idade jovem, o inchaço do cristalino pode ser o primeiro sintoma que leva ao diagnóstico de diabetes e se resolve após dois meses de controle da glicemia.

Tratamento: O foco principal do tratamento e da prevenção é o primeiro e o segundo nível. Em casos avançados, o principal tratamento é a fotocoagulação a laser com laser de argônio. Algumas das maneiras de retardar o caminho da retinopatia diabética incluem as seguintes: Controle da hipertensão, controle da glicose no sangue e abandono do tabagismo.

Nefropatia diabética

Uma complicação comum do diabetes é a nefropatia, a chance de nefropatia nesses pacientes é de 20 a 30% em comparação com outros pacientes. Os pacientes diabéticos do tipo 2 apresentam sintomas de nefropatia 10 anos antes dos diabéticos do tipo 1. A dieta na nefropatia diabética deve ser pobre em sódio e em proteínas. Essa complicação secundária se deve às alterações microvasculares nos rins do diabético. Um em cada quatro pacientes diabéticos tem nefropatia diabética.

Neuropatia diabética

A neuropatia diabética é um grupo de doenças neurológicas que envolvem todos os tipos de nervos periféricos, espinhais e autonômicos. Com o aumento da idade, a prevalência da neuropatia aumenta. Os sintomas iniciais da neuropatia diabética incluem paranestesia (dormência, formigamento e sensação de queimação). Ocorrem deformidades nos pés e alterações nas articulações, que são chamadas de articulações de Charcot. Passos irregulares e desiguais devido à falta de consciência da pessoa sobre a posição do corpo em relação à posição. Na neuropatia, ocorrem as seguintes coisas A diminuição dos reflexos tendinosos e a sensação de vibração também são observadas no exame.

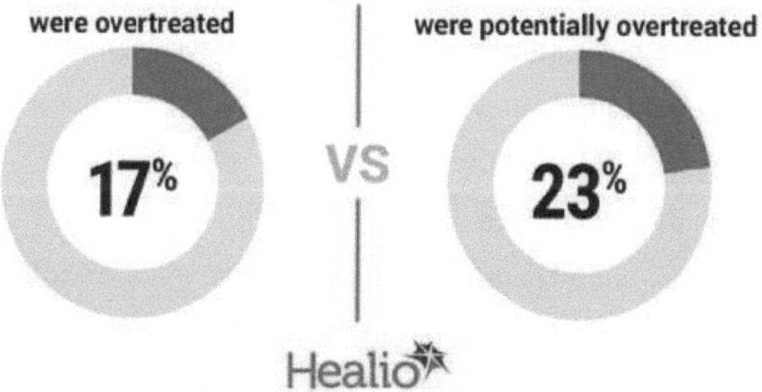

Figura 4. O tratamento excessivo do diabetes é comum em casas de repouso, com pouca desintensificação da medicação

Neuropatia autonômica

Essa neuropatia envolve todos os órgãos e sistemas do corpo, e seus três principais sintomas cardiovasculares são um aumento constante da frequência cardíaca, hipotensão ortostática, isquemia e infarto do miocárdio silencioso ou indolor. O esvaziamento gástrico retardado ou os sintomas típicos de saciedade precoce, arrotos, náuseas e vômitos podem ocorrer como resultado de neuropatia, constipação ou diarreia. Ocorre retenção urinária, diminuição da plenitude da bexiga e outros sintomas neurogênicos da bexiga.

O paciente é propenso a infecções do trato urinário. A neuropatia causa redução ou ausência de sintomas adrenérgicos de hipoglicemia. A neuropatia pseudotumoral refere-se à redução ou ausência de sudorese nos membros, juntamente com um aumento da sudorese compensatória na parte superior do corpo, e a fraqueza sexual em homens é uma das complicações do diabetes. A descarga retrógrada de esperma é observada em alguns diabéticos. O efeito do diabetes sobre a atividade sexual das mulheres não é totalmente conhecido, mas existe a possibilidade de diminuição do desejo sexual, do orgasmo e da permeabilidade vaginal. Os pacientes com hipertensão recebem uma dieta rica em gordura e os pacientes com esvaziamento gástrico retardado recebem uma dieta com baixo teor de gordura.

Problemas de pé diabético

De 50% a 75% das amputações de membros inferiores são realizadas em pacientes diabéticos. Três complicações do diabetes que estão associadas a um risco maior de infecção são: Neuropatia, doença vascular periférica e enfraquecimento do sistema imunológico. É importante verificar os pés diariamente quanto a vermelhidão, bolhas, rachaduras ou calosidades e alterações na temperatura da pele.

A superfície interna do sapato também deve ser verificada quanto à presença de objetos estranhos. Além disso, os pés devem ser aquecidos e secos todos os dias com água quente, e todo o pé, exceto entre os dedos, deve ser untado com loções para a pele. As unhas dos pés devem ser retiradas diretamente e suas bordas afiadas devem ser limadas. O paciente nunca deve andar descalço e usar sapatos o tempo todo. A síndrome do intestino irritável é uma das doenças digestivas mais comuns (prevalência de 5 a 20%).

A fisiopatologia da doença está envolta em mistério há muitos anos, e o diagnóstico é baseado nos critérios de Roma III e nos sintomas da doença, como alterações na forma e na consistência das fezes e no padrão de excreção.) A síndrome do intestino irritável é geralmente considerada um tipo de distúrbio funcional porque não foi encontrada nenhuma etiologia estrutural, bioquímica ou infecciosa para ela. Parece que o principal problema está relacionado ao distúrbio na função motora ou sensorial do sistema digestivo.

A disfunção intestinal foi muitas vezes atribuída erroneamente ao estresse, mas, apesar de extensas pesquisas, ainda não foi comprovado que o estresse e a excitação sejam a causa da SII. Entretanto, em muitos pacientes, o estresse causa a piora da SII. Parece que a SII é frequentemente causada por alterações nos movimentos do intestino grosso. Movimentos anormais do cólon foram relatados em alguns pacientes. A função dos fatores do sistema nervoso central na patogênese da SII é confirmada ao considerar a gravidade dos sintomas clínicos devido a distúrbios emocionais e estresse e a resposta adequada aos tratamentos que afetam o córtex cerebral. Outra possível causa é o aumento de micróbios, como salmonela, shigella e campliobacter. As células enterocromafins contendo serotonina estão mais presentes no cólon de pacientes com SII com tabula Sahal do que em indivíduos saudáveis. O nível plasmático de serotonina nesses pacientes é alto. Em alguns estudos, foi relatado um aumento nos mastócitos. O achado mais importante em pacientes que sofrem de SII é a mudança na percepção da sensação visceral. Atualmente, os pacientes com sintomas de SII representam 25-50% dos encaminhamentos ambulatoriais para gastroenterologistas.

Esse problema representa a alta prevalência e cronicidade da SII e também a dificuldade de tratar esse distúrbio. Os probióticos são microrganismos vivos semelhantes às bactérias benéficas do sistema digestivo e são conhecidos como bactérias amigáveis ou bactérias benéficas. Os probióticos são usados como suplementos alimentares ou tratamento alternativo. Os probióticos podem ser adicionados ao iogurte como bactérias benéficas. Existem outras formas de consumo de bebidas, como leite, e até mesmo formas farmacêuticas de comprimidos, cápsulas e pó. Estudos demonstraram que os probióticos são eficazes no tratamento do controle geral dos sintomas da SII sem quaisquer efeitos colaterais. Em outros casos, como intolerância à lactose, diarreia do viajante, diarreia causada por antibióticos, deficiências nutricionais, como a deficiência de vitaminas do grupo B, os probióticos também são usados. Mas, ao mesmo tempo, diferentes estudos não mostraram resultados semelhantes e têm resultados conflitantes. Devido ao fato de esses resultados serem diferentes, decidiu-se realizar este estudo para investigar essa questão.

Flora microbiana intestinal

A flora microbiana natural do intestino é um componente metabólico ativo, mas pouco estudado, da defesa do hospedeiro. A flora natural oferece o mais rico desafio antigênico, além de um forte efeito estimulante para a maturação do tecido linfoide dependente do intestino para o hospedeiro.

Várias espécies bacterianas presentes na flora intestinal são consideradas potencialmente prejudiciais, o que se deve à sua capacidade potencial de produzir toxinas, à capacidade de invadir a mucosa ou ativar carcinógenos e criar respostas inflamatórias. De 10 a 20 gêneros bacterianos estão predominantemente presentes na flora intestinal, entre os quais podemos citar os seguintes: Peptococcus, Eubacterium, Clostridium, Lactobacillus, Bacterioides, Bifidobacterium, Fusobacterium, Veillonella, Escherchia, Peptostreptococcus.

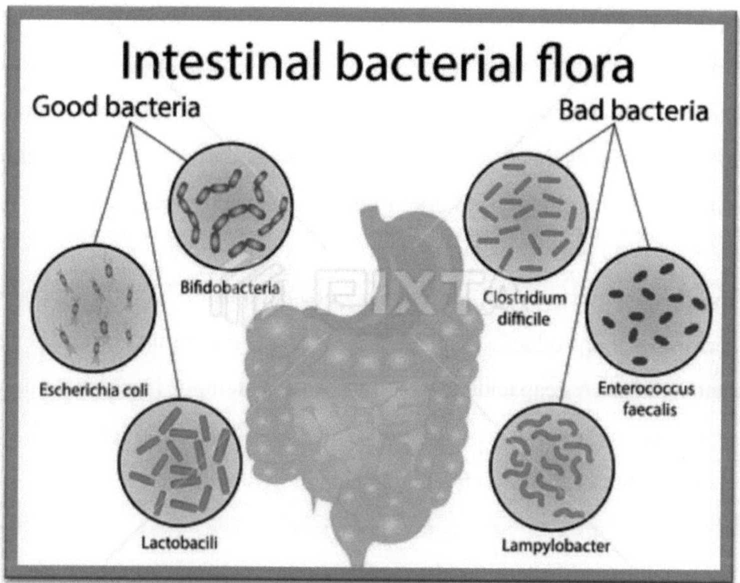

Figura 5. Flora bacteriana intestinal

As bactérias que têm propriedades que melhoram a saúde incluem: *Bifidobactérias e Lactobacillus.*

A principal função da flora microbiana intestinal é a atividade metabólica que leva à preservação da energia e dos nutrientes absorvíveis. Também é possível mencionar os importantes efeitos tróficos sobre as células epiteliais intestinais e a função imunológica e a proteção do hospedeiro contra a invasão de micróbios estranhos.

Em doenças infecciosas e condições inflamatórias, o equilíbrio da microecologia intestinal muda de tal forma que o número de bactérias com potencial patogênico aumenta e a resposta de saúde entre o hospedeiro e a bactéria é perturbada e, como resultado, uma resposta imunológica por esse grupo de bactérias residentes no intestino pode ser induzida, Entre essas doenças, podemos mencionar a artrite reumatoide e doenças alérgicas, diarreia, infecções do trato urinário ou vaginite, que ocorrem quando a flora microbiana normal é perturbada devido ao uso de antibióticos, terapia medicamentosa ou outros procedimentos médicos. Entre as habilidades da flora natural para proteger o hospedeiro contra a substituição indesejável e indesejada de patógenos está a resistência à colonização de patógenos, que pode ser interrompida pelo uso de antibióticos ou por vários outros processos de tratamento.

Uma meta importante do tratamento com compostos bioterapêuticos é interromper a reprodução de patógenos para que a flora natural possa ser restabelecida. A capacidade de fornecer o tempo necessário para restabelecer a resistência à colonização é o mecanismo provável do tratamento bem-sucedido com compostos bioterapêuticos.

O papel dos probióticos na alteração da composição e do metabolismo da flora intestinal

A microflora intestinal de uma pessoa geralmente é constante, embora essa flora possa ser diferente em pessoas diferentes. Entretanto, a administração de probióticos em recém-nascidos e adultos leva a mudanças no perfil microbiano e nas atividades metabólicas das fezes.

Embora essas alterações sejam pequenas, se forem prescritas em condições patológicas, na maioria das vezes são suficientes para corrigir o processo da doença. Na maioria dos casos, a administração de probióticos leva a um aumento do número de bifidobactérias e lactobacilos, a uma diminuição do pH das fezes e a uma diminuição da atividade das enzimas bacterianas.

Em bebês recém-nascidos, a flora intestinal é modificada pela adição de probióticos às fórmulas nutricionais. Devido à presença de uma grande quantidade de flora de bifidobactérias no intestino de bebês alimentados com leite materno e à maior resistência desses bebês a várias doenças infecciosas em comparação com bebês que consomem leite seco, chamou-se a atenção para a questão do uso de bifidobactérias como a principal flora do intestino de bebês que consomem leite seco.

Em um estudo de 7 dias, as fezes de bebês alimentados com uma formulação artificial contendo B, bifidum foram comparadas com as fezes de bebês que receberam uma formulação artificial semelhante, mas sem bactérias bífidas, e também com as fezes de bebês que consumiram leite materno.

Os bebês alimentados com fórmula contendo probióticos e os bebês alimentados com leite materno apresentaram bactérias bífidas nas fezes. Já os bebês do terceiro grupo não encontraram essa bactéria nas fezes. O PH das fezes de bebês que receberam leite materno e bebês que receberam leite contendo probióticos foi de 83,6. Em outro estudo de dois meses usando uma formulação artificial contendo B. bifidum, o pH das fezes foi o mesmo nesses bebês e nos bebês amamentados, enquanto foi significativamente maior nos bebês do grupo de controle que foram alimentados com uma formulação sem bactérias bífidas.

Um cenário semelhante é observado em adultos. Em voluntários com idade média de 31,5 anos, a administração de um produto probiótico de B. longum levou a um aumento na contagem de bactérias bífidas e a uma diminuição na contagem de Clostridium, uma diminuição no pH das fezes e uma diminuição na concentração de amônia nas fezes. Em outro estudo com 64 mulheres, a administração de Lactobacillus GG levou à recuperação de LGG nas fezes e à diminuição da atividade da nitro redutase, dos glucuronídeos e da hidrólise do ácido glicólico nas fezes.

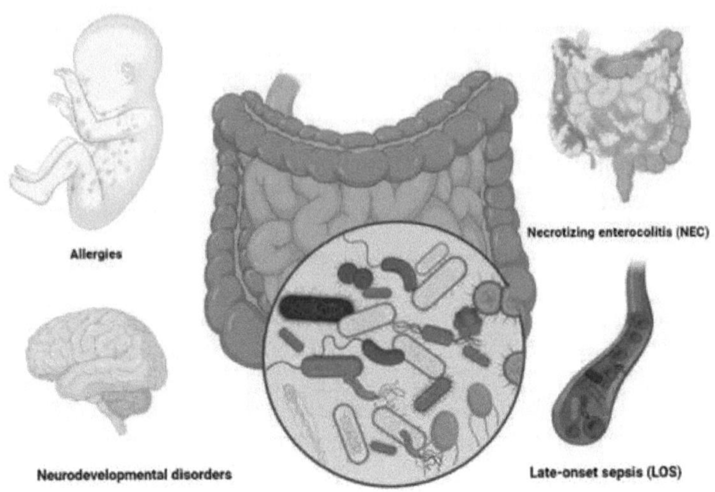

Figura 6. Bifidobactéria: Interação e mecanismo entre hospedeiro e microbioma

A excreção urinária de ρ-cresol, um produto produzido por bacteroides intestinais fragilis, também diminuiu. A atividade das enzimas mencionadas nas fezes permanece baixa durante todo o período de administração de probióticos (4 semanas) e, quando o consumo de probióticos é interrompido, essa quantidade retorna às concentrações iniciais. Também foi demonstrada a diminuição da atividade das enzimas βglucuronidase e azoredutase intestinais após a administração de L. acidophilus.

Quando voluntários saudáveis recebem lactobacilos que têm a capacidade de se estabelecer no muco, a concentração de lactobacilos na mucosa intestinal aumenta e a concentração de anaeróbios gram-negativos, enterobactérias e clostrídios redutores de sulfito diminui. Em outro estudo, foi relatado que o consumo de L. Plantarum 299V em uma bebida de frutas contendo cevada fermentada aumentou a concentração de ácidos carboxílicos, especialmente ácido acético e ácido propiônico, nas fezes de voluntários saudáveis. Esses ácidos graxos de cadeia curta são considerados uma fonte de energia para as células da mucosa do cólon. Por exemplo, uma maior concentração de ácidos graxos de cadeia curta no lúmen intestinal pode ser benéfica para a condição da mucosa. O motivo desse aumento na concentração no estudo acima provavelmente se deve à mudança que ocorreu na composição da flora microbiana intestinal. Dessa forma, o L. plantarum provavelmente apoia o aumento do número de bactérias que produzem ácido acético e ácido propiônico ou a inibição de bactérias que catabolizam esses compostos. Como uma explicação complementar nesse contexto, pode-se dizer que o L. plantarum aumenta a quantidade de mucina no cólon, porque essa bactéria estimula a produção de mucina da mucosa in vitro. Um aumento na quantidade de mucina pode levar a um aumento na quantidade de substâncias fermentáveis no cólon, substâncias que podem ser convertidas em ácidos graxos de cadeia curta.

Mecanismo de ação

Há muitos mecanismos propostos para justificar a capacidade dos probióticos de proteger o hospedeiro contra distúrbios digestivos. A soma total de todos os processos pelos quais as bactérias inibem outras espécies bacterianas no corpo é chamada de resistência à colonização. Diferentes espécies de bifidobactérias são conhecidas como agentes de resistência à colonização de bactérias patogênicas no intestino grosso. Uma bactéria probiótica pode inibir diferentes patógenos com diferentes mecanismos. Uma definição dos mecanismos de ação dos probióticos para proteger o hospedeiro contra doenças gastrointestinais é apresentada a seguir:

Produção de compostos inibidores

Os probióticos produzem diferentes substâncias que têm um efeito inibitório sobre as bactérias gram-positivas e gram-negativas. Esses compostos inibitórios incluem: Ácidos orgânicos, como acetato, propionato e butirato, H_2O_2 e compostos de bacteriocina. Essas substâncias não apenas reduzem o número de células vivas de patógenos, mas também podem afetar o metabolismo das bactérias ou a produção de toxinas por elas. A produção de bacteriocinas ou compostos proteicos por bactérias produtoras de ácido láctico, com atividade inibitória especial contra espécies bacterianas, foi a mais estudada.

Concorrência por posições de conexão

A inibição competitiva dos locais de ligação bacteriana nas superfícies epiteliais intestinais é outro ponto de eficácia dos probióticos. Atualmente, é aceito que muitos patógenos intestinais devem ser capazes de se fixar na parede intestinal para se estabelecer no intestino e causar doenças.

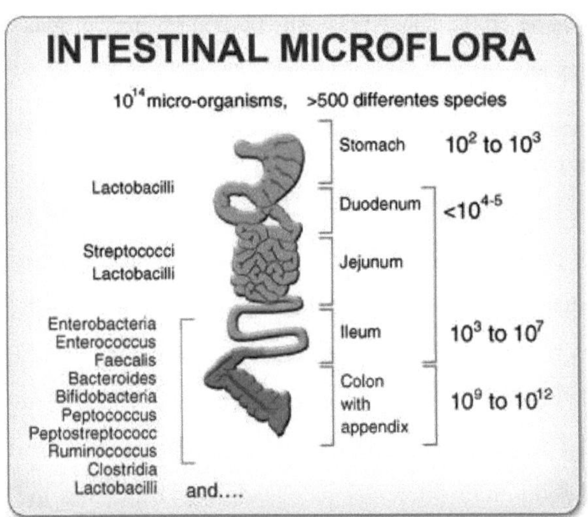

Figura 7. Microbiota intestinal, obesidade e disfunção metabólica

De acordo com essa questão, várias espécies probióticas foram selecionadas devido à sua capacidade de se ligar às células epiteliais. Em um estudo, foi sugerido que os probióticos provavelmente evitam a ligação da E. coli com potencial patogênico à parede intestinal por meio do aumento das mucinas intestinais.

Competição por alimentos

A competição por alimentos foi proposta como um dos mecanismos do efeito dos probióticos. Os probióticos provavelmente usam alimentos que são consumidos por bactérias patogênicas. Estudos laboratoriais mostram que os microrganismos intestinais, em comparação com o clostridium difficile, são mais eficientes na absorção de glicose monomérica, N-acetilglucosamina e ácido siálico, presentes no cólon.

Eliminação de receptores de veneno

O mecanismo hipotético do S. boulardii para proteger os animais contra a doença intestinal causada pelo C. difficile é o bloqueio dos receptores de toxina na mucosa intestinal.

Fortalecimento do sistema imunológico

Os probióticos afetam o sistema imunológico em vários níveis, inclusive aumentando o nível de citocinas e imunoglobulinas, aumentando a proliferação de células de mononucleose, ativando macrófagos, aumentando a atividade das células assassinas naturais, modulando a autoimunidade e estimulando a imunidade contra bactérias patogênicas e protozoários. Foi demonstrado que todas as células bacterianas aumentam a proliferação de células imunológicas e induzem a produção de citocinas pró-inflamatórias, como TNF-α e interleucina-6. Por outro lado, os probióticos suprimem a proliferação de linfócitos e a produção de citocinas pelas células T. Mais importante ainda, os probióticos exercem esses efeitos positivos sobre o sistema imunológico sem causar uma resposta inflamatória prejudicial. A resposta imunológica pode aumentar quando vários probióticos são tomados juntos e atuam de forma sinérgica.

Além disso, esse efeito é geralmente observado quando uma combinação de lactobacilos e bifidobactérias é consumida.

Uma visão geral dos estudos realizados

Mencione o plano - no Irã e no mundo - mencionando o número das fontes. Em cada um dos estudos mencionados, faça um resumo do método de trabalho, da comunidade estudada e dos resultados mais importantes.)

- Em um estudo de revisão sistemática realizado em 2013 por Hungion S. et al. como o estudo do efeito dos probióticos na melhora dos sintomas do trato gastrointestinal inferior, nesse estudo havia 19 estudos relacionados à síndrome do intestino irritável. Obviamente, ele é útil para esses pacientes e para os pacientes que sofrem de diarreia causada por antibióticos e melhora a dor no coração, melhora a diarreia, reduz o inchaço, a distensão abdominal, melhora a frequência dos movimentos intestinais e, por fim, melhora a qualidade de vida.
- Em um estudo conduzido por F. Purfarzi et al. em 2011, intitulado o efeito do iogurte probiótico no tratamento da SII, sessenta pacientes foram selecionados e divididos em dois grupos e receberam iogurte normal ou iogurte probiótico por quatro semanas, e concluíram que no grupo do iogurte probiótico houve uma clara melhora nos sintomas da SII, especialmente dor abdominal e inchaço.
- Em um estudo realizado por Drouault H et al. em 2008, 100 pacientes com SII foram divididos em dois grupos, um grupo recebeu probióticos e o outro grupo recebeu placebo por quatro semanas, e eles finalmente concluíram que os probióticos na melhora dos sintomas abdominais não são mais eficazes do que o placebo.

O objetivo do estudo acima foi investigar os efeitos das cápsulas probióticas familact, fabricadas pela empresa de biofermentação e contendo lactobacillus gasseri, bifid, bacterium bifidium e bifidobacterium longum) sobre os sintomas e sinais da síndrome do intestino irritável, que, de acordo com os resultados do presente estudo, esse probiótico sobre os sintomas de inchaço, diarreia, azia e expectoração e a sensação de não esvaziamento foi eficaz em pacientes com síndrome do intestino irritável.

A síndrome do intestino irritável (SII) é uma doença com disseminação global e, embora não seja uma doença fatal, afeta gravemente a qualidade de vida do paciente. Essa doença é a doença mais comum do sistema digestivo que os pacientes encaminham aos internistas ou gastroenterologistas. Essa doença é uma doença funcional do sistema digestivo que se manifesta com dor abdominal crônica comum. O objetivo de qualquer tipo de tratamento para essa doença é reduzir a dor no coração desses pacientes, o que melhora sua qualidade de vida.

De acordo com as diretrizes clínicas nesse campo, os tratamentos disponíveis incluem medicamentos antiespasmódicos e antidepressivos com doses, bem como medicamentos antidiarreicos e Yamelin são administrados para distúrbios do trânsito intestinal, mas, apesar desses medicamentos, eles não são eficazes em muitos pacientes, e esse pode ser o motivo. A patogênese desses pacientes é heterogênea e multifatorial, o que inclui alterações nos movimentos intestinais, hipersensibilidade visceral, conexões cérebro-intestinais anormais, intolerância alimentar, alterações na permeabilidade intestinal após infecções e alterações inflamatórias recentes. Em muitos estudos, foi enfatizado o papel prejudicial das alterações na qualidade e quantidade de bactérias da flora intestinal na causa dos sintomas da SII.

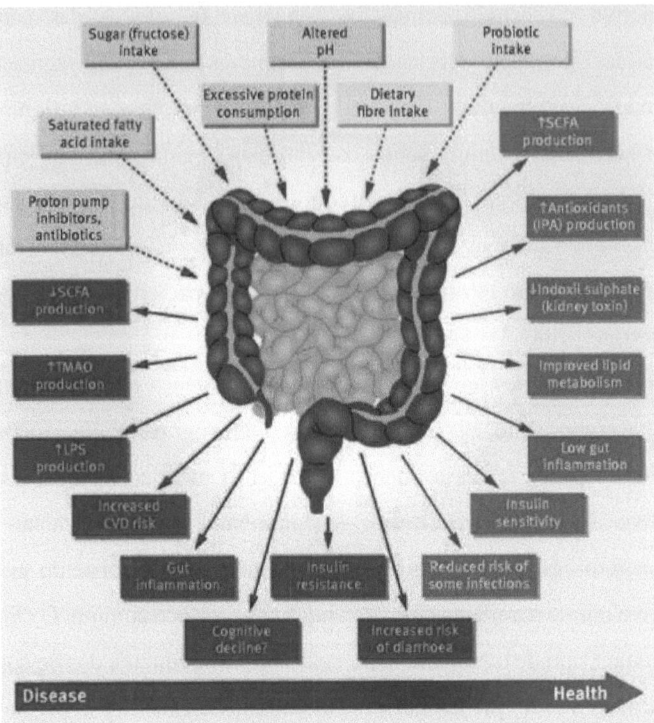

Figura 8. Papel da microbiota intestinal na nutrição e na saúde

As bactérias intestinais podem ter um papel importante na causa da SII porque podem ativar o sistema imunológico, o que causa esses sintomas e efeitos no sistema nervoso central. Os probióticos podem preservar a flora microbiana das fezes e também normalizar as citocinas sanguíneas, podem melhorar o tempo de trânsito no intestino e reduzir a permeabilidade do intestino, além de causar uma mudança no padrão de fermentação no intestino.

Inibir o crescimento excessivo de bactérias no intestino delgado. Portanto, de acordo com os efeitos benéficos que os probióticos têm no intestino, eles são propostos como uma nova possibilidade de tratamento na síndrome do intestino irritável. Em um estudo conduzido por cham bran GP e colegas em 2015, eles prescreveram um probiótico contendo 500 mg de bactérias saccharomgcess cerervisia em pacientes com SII, que concluíram que esse probiótico reduziu a azia e o desconforto abdominal sem afetar a regulação das fezes, tendo um papel e sugerindo o probiótico acima como tratamento.

Ou, em um estudo realizado por Zuniga vL et al. em 2012, eles concluíram que 4 semanas de tratamento probiótico com Lactobacillus plantarum melhoraram os sintomas da SII, especialmente a redução da dor no coração e do inchaço em pacientes que preenchiam os critérios ROME III para SII. (16) que os resultados de nosso estudo são consistentes com esses estudos, e talvez a razão seja os mesmos mecanismos e o papel que eles declararam para os probióticos na regulação da função do sistema digestivo, mas, por outro lado, há outros estudos que mostram que os probióticos no tratamento dos sintomas da síndrome do intestino irritável não são eficazes. Entre esses estudos, um estudo conduzido por Søndergaard B et al. em 2011 concluiu que o tratamento com probióticos não teve um efeito significativo na melhora dos sintomas da SII ou um estudo conduzido por Amirimani B et al. em 2013 também concluiu que o tratamento com probióticos contendo Lactobacillus rentri não teve efeito significativo nos sintomas da síndrome do intestino irritável. Vários estudos de meta-análise foram realizados sob o título do efeito dos probióticos na síndrome do intestino irritável, incluindo o estudo Oritz-Lucas, mas os resultados desses estudos foram declarados considerando que cada estudo foi realizado com um tipo específico de probiótico. Por outro lado, cada um desses estudos realizados em um sintoma específico da síndrome do intestino irritável não pode chegar a uma única conclusão. Os sintomas da juunicidade são os resultados de vários estudos.

No total, os vários estudos que foram realizados sobre o efeito dos probióticos na síndrome do intestino irritável podem ser concluídos considerando que, em primeiro lugar, diferentes probióticos têm diferentes espécies de probióticos e também o número de espécies é diferente e, por outro lado, a doença síndrome do intestino irritável também tem diferentes sintomas e cada estudo examinou um número limitado de sintomas. Essas limitações tornam impossível chegar a um único resultado dos estudos e, de acordo com as inconsistências dos estudos, qualquer tipo de probiótico é eficaz em alguns sintomas. Uma das limitações do estudo pretendido foi que, em primeiro lugar, o estudo foi realizado em um pequeno volume e amostra e por um curto período de tempo, e a maior parte do estudo foi sobre sintomas clínicos, os sintomas clínicos e clínicos do paciente também podem ser melhorados com placebo e também sobre variáveis bioquímicas.

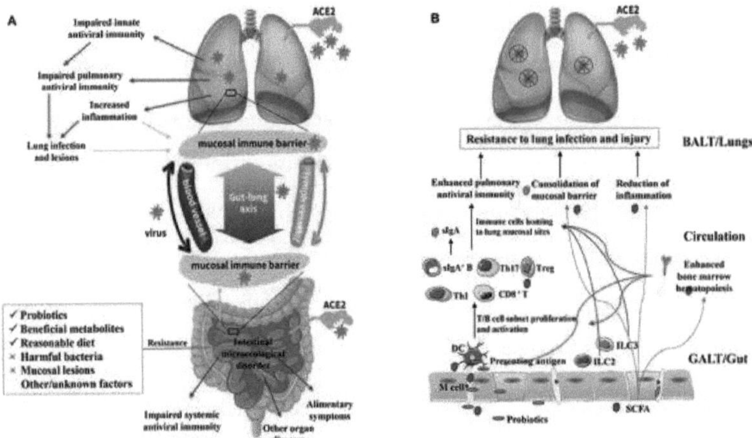

Figura 9. Flora intestinal como uma estratégia potencial para combater a infecção por SARS-CoV-2

Capítulo II
Enfermagem Ocular

Glaucoma

Glaucoma é um termo usado para descrever um grupo de doenças oculares que está associado a danos ao nervo óptico e a danos ao nervo óptico devido ao aumento da pressão ocular. O glaucoma é uma das causas de cegueira irreversível. Essa condição é chamada de ladrão noturno porque não apresenta manifestações clínicas precoces que alertem o cliente sobre a perda da visão.

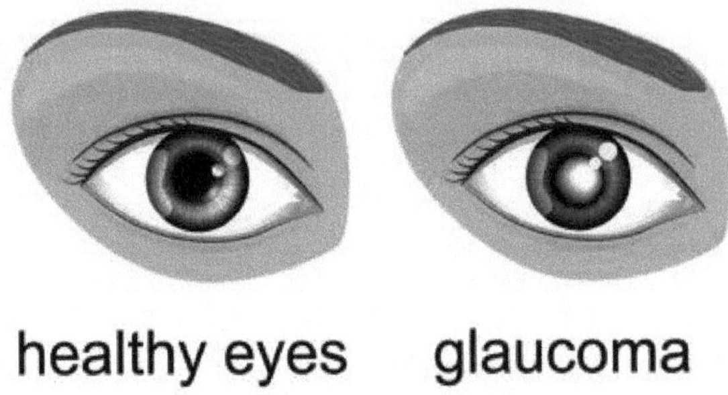

Figura 10. Glaucoma

A) Fisiopatologia: O fluxo adequado de fluido depende da saúde do sistema de drenagem e do ângulo aberto entre a íris e a córnea (45 graus). Em condições em que há um bom equilíbrio entre a produção e a descarga de fluido, a pressão natural dentro do olho é mantida, mas se a descarga de fluido for obstruída pela produção de fluido, a quantidade de PIO aumenta. A PIO varia de acordo com os períodos diários e a condição corporal. O aumento normal geralmente não excede 2 a 3 mm Hg.

Há duas teorias sobre o dano ao nervo óptico devido à pressão intraocular:

- ✓ **Teoria mecânica direta:** afirma que, se a pressão dentro do globo ocular aumentar, isso levará à destruição da camada da retina onde ela passa pelo nervo óptico.
- ✓ **Teoria isquiática indireta:** o aumento da pressão dentro do globo ocular faz com que a pressão entre na corrente sanguínea da ponta

do nervo óptico, resultando em danos e morte das células. A causa mais comum do glaucoma crônico de ângulo aberto é uma alteração degenerativa na malha trabecular que reduz o fluxo de saída do fluido. A pressão arterial, as doenças cardiovasculares, o diabetes e a obesidade desempenham um papel importante no desenvolvimento do glaucoma. O aumento da PIO pode ser causado por uveíte. O envolvimento de um tumor de crescimento rápido e o uso crônico de corticosteroides tópicos também podem causar glaucoma de ângulo amplo. O glaucoma secundário é causado por edema, lesão ocular, inflamação, tumor ou diabetes e catarata avançada.

B) Estágios do glaucoma: Esses estágios incluem cinco categorias.

STAGES OF GLAUCOMA

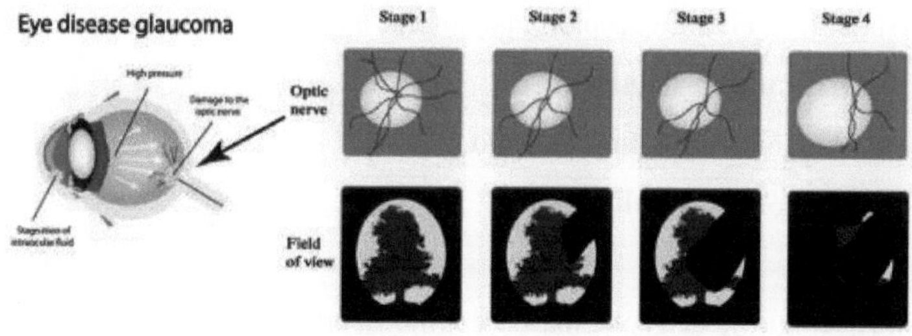

Figura 11. Estágios do glaucoma

B1) Eventos iniciais: Fatores aceleradores, como algumas doenças, estresse mental, estenose congênita do ângulo, uso prolongado de corticosteroides e medicamentos midriáticos. Esses eventos levam ao início do segundo estágio.

B2) Distúrbios estruturais no sistema de fluxo de fluidos: Alterações teciduais e celulares causadas por vários fatores que afetam o movimento e o fluxo do fluido. Essas alterações estruturais levam ao terceiro estágio.

B3) Alterações funcionais: Condições como aumento da pressão intraocular ou fluxo sanguíneo prejudicado. Essas alterações funcionais iniciam o quarto estágio.

B4) Danos ao nervo óptico: Depressão do nervo óptico, que se caracteriza pela deterioração das fibras nervosas e do fluxo sanguíneo. Esses fatores desencadeiam o início do quinto estágio.

B5) Perda de visão: Deterioração progressiva da visão, que se caracteriza por defeitos no campo visual.

C) Classificação do glaucoma: um tipo de classificação primária ou secundária que está relacionada aos fatores envolvidos no aumento da PIO.

Atualmente, a classificação do glaucoma é a seguinte:

- ✓ Glaucoma de ângulo aberto.
- ✓ Glaucoma de ângulo fechado.
- ✓ Glaucoma natural.

D) Tratamento: O glaucoma de ângulo aberto (o tipo mais comum de glaucoma) geralmente é bilateral, mas é mais grave em um olho. Em todos os três tipos de glaucoma de ângulo aberto, ângulo aberto da câmara anterior e glaucoma crônico de ângulo aberto, é necessária uma redução da PIO de 20 a 50%. Tome medicamentos tópicos e orais para destruir o nervo óptico e interromper o campo de visão. Se você não responder ao tratamento e sentir dor nos olhos, dor de cabeça, halo de luz, a trabeculoplastia a laser pode reduzir a PIO em 20%. Se o dano ao nervo óptico persistir apesar da medicação e da LT, deve-se realizar a cirurgia de filtragem do glaucoma. O principal objetivo do tratamento de várias formas de glaucoma é evitar danos ao nervo óptico, mantendo a PIO na faixa normal. Normalmente, o tratamento deve ser continuado por toda a vida, pois não há cura completa e definitiva. O tratamento geralmente começa em um olho e o outro olho é comparado como controle para a progressão do tratamento, mas se a PIO em ambos os olhos aumentar, o tratamento é iniciado ao mesmo tempo para os dois olhos. O tratamento inclui medicação e cirurgia.

E) Tipos de glaucoma

E1) Glaucoma com pressão normal: Temos danos ao nervo óptico e distúrbios no campo visual. O tratamento é o mesmo de antes, mas ainda não se sabe qual é o melhor tratamento. A meta é reduzir a PIO em pelo menos 30%.

E2) Glaucoma de ângulo fechado: Descontinuidade do fluxo de fluido devido ao fechamento do ângulo a partir da protrusão da íris anterior e da adesão ao trabeculado. Esse bloqueio aumenta a PIO.

E3) Glaucoma agudo de ângulo fechado: início rápido da doença, dor, hiperemia, hiperemia, medicamentos para redução da PIO, como congestão conjuntival, náusea, vômito, bradicardia, pilocarpina e betabloqueadores (betaxolol). Liberação do inchaço da córnea, elipse da córnea, estabilização da semi-oclusão e redução da PIO, tratamento do olho dilatado e da desadaptação e reação à rede oposta para prevenção por meio de medicação ou cirurgia.

F) Efeitos colaterais dos medicamentos: Os medicamentos colinérgicos aumentam a dor ao redor do paciente ao contrair os músculos da visão embaçada. Para tratar seu problema de visão com carbacol, a pilocarbina aumenta a pressão do globo ocular expandindo os músculos ciliares, uma deficiência visual que é perceptível em ambientes escuros. Ela também reduz o fluxo de fluido. No escuro, ele causa meiose e a abertura da malha trabecular.

Observação: o inibidor da colinesterase é usado no glaucoma de ângulo aberto e na obstrução da via de saída do humor aquoso.

Observação: Os medicamentos simpaticomiméticos alteram o foco da visão, portanto, deve-se pedir aos pacientes que sejam extremamente cuidadosos ao navegar pelo ambiente.

Tratamento cirúrgico do glaucoma

O tratamento cirúrgico para glaucoma, trabeculoplastia a laser ou cirurgia a laser é realizado para abrir o ângulo da câmara anterior, resultando no aumento do fluxo de fluido. O laser é usado para criar um orifício na malha trabecular. O laser cria cicatrizes na malha trabecular que apertam as fibras da malha trabecular. Essas fibras permitem aumentar o fluxo de fluido. A eficácia do tratamento a laser diminui com o tempo. Uma das complicações da cirurgia a laser é o aumento da pressão intraocular (PIO), que geralmente ocorre duas horas após a cirurgia. O exame da PIO é necessário imediatamente no período pós-operatório. Esse método é proibido se a malha trabecular não for completamente detectável devido à sua proximidade com o ângulo do olho.

Iridotomia a laser: nesse método, um feixe de laser de um dia é criado na íris para remover a obstrução papilar. No caso de inchaço da córnea, a iridotomia a laser é proibida porque o inchaço da córnea impede que os feixes de laser focalizem adequadamente e apliquem força suficiente à superfície da íris, além de aumentar a vulnerabilidade a queimaduras por laser na córnea. Os possíveis efeitos colaterais desse procedimento incluem lesão da córnea, cristalino, retina, aumento temporário da PIO, obstrução do ducto aberto e visão embaçada. A pilocarpina é comumente usada para evitar a reobstrução na iridotomia.

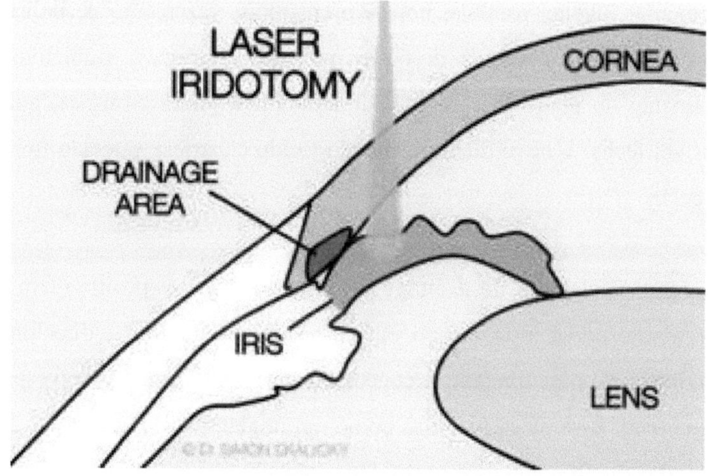

Figura 12. Iridologia a laser

Métodos de purificação: O método cirúrgico mais comum para o tratamento do glaucoma crônico é o método de purificação. Para drenar o fluido da câmara anterior para o espaço abaixo da conjuntiva, é criado um orifício ou fístula na malha trabecular, de onde ele flui para uma bolsa macia, de modo que passe por ela e não entre nos edifícios do caminho de drenagem normal. A bolsa de filtro permite que o fluido flua e saia em diferentes direções, como a absorção pelos vasos conjuntivais ou a mistura com as lágrimas. Em 25% dos casos, o poro se fecha devido à formação de tecido cicatricial. Os corticosteroides tópicos são usados antes da cirurgia devido ao seu efeito anti-inflamatório, que inibe a proliferação de fibroblastos no local da cirurgia.

Trabeculectomia: Um procedimento de filtragem padrão usado para remover parte da malha trabecular. As complicações incluem sangramento, diminuição da pressão intraocular com aumento da pressão intraocular, uveíte, catarata, bolhas prematuras, vazamento de bolhas e endoftalmite. Ao contrário de outros métodos cirúrgicos, o objetivo do tratamento do glaucoma é curar parcialmente a ferida cirúrgica, pois é possível fechar o novo ducto formando tecido cicatricial e tecido fibroso vascular.

Inserção do sistema de drenagem ou shunt: Esse dispositivo tem um tubo aberto que é instalado no espaço da câmara anterior e direciona o humor aquoso para um tanque conectado a ele, que é colocado no espaço conjuntival. Essa placa funciona como um implante de tecido supra-duro no qual o fluido muda de direção. Uma cápsula fibrosa se forma ao redor da placa supra-rígida e filtra o fluido por meio do qual ela regula a corrente de saída e controla a PIO.

Catarata

É a opacidade ou embaçamento do cristalino do olho. O catarro do gato é a principal causa de perda de visão.

A) Fisiopatologia: Existem três tipos comuns de catarata:

A1) Esclerose nuclear: causa amarelamento e endurecimento do centro do cristalino. Pessoas com diabetes têm maior probabilidade de tomar corticosteroides e sofrer traumas oculares.

A2) Cortical: No ambiente nu, as opacidades envolvidas no eixo visual são menores e geralmente não reduzem a visão do mártir. É observada principalmente em pessoas que trabalham sob o sol.

A3) Sob a cápsula posterior: Na cápsula posterior do cristalino, a opacidade ocorre centralmente. Ela reduz a visão muito rapidamente, pois está localizada diretamente no eixo da visão.

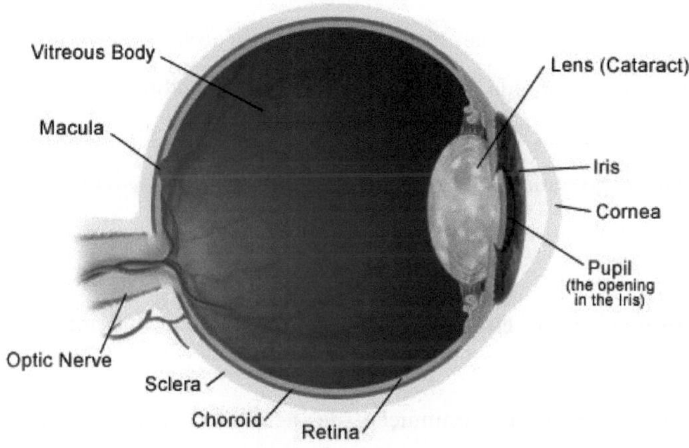

Figura 13. Catarata

B) Fatores de risco: Maior exposição à luz ultravioleta ao longo da vida, como viver em grandes altitudes, profissões exercidas ao sol. Vidraceiros e soldadores sem proteção ocular, distúrbios sistêmicos (diabetes), distúrbios intraoculares de retinite, retina de Coleman, distúrbios congênitos, infecções por rubéola, caxumba, hepatite, mononucleose infecciosa no primeiro trimestre da gravidez, trauma de impacto, uso de objetos estranhos e corticosteroides podem causar catarata.

A formação da catarata é quimicamente caracterizada por uma diminuição na colheita e um aumento inicial no conteúdo de água, seguido pela desidratação do cristalino. Os níveis de Na e Ca aumentam e os níveis de K, ácido ascórbico e proteínas diminuem. A proteína do cristalino passa por várias alterações relacionadas à idade, inclusive amarelamento devido à formação de compostos fluorescentes e alterações maculares. Essas alterações parecem se dever à absorção de luz ultravioleta durante a vida devido a um processo químico da luz. No início, as lentes não ficam completamente embaçadas, mas gradualmente elas se tornam completamente embaçadas e a visão é significativamente reduzida. A catarata acima é atingida quando as proteínas do cristalino se quebram em cadeias polipeptídicas curtas e vazam da cápsula do cristalino. As partículas de proteína são cercadas por macrófagos que podem bloquear a malha trabecular e causar glaucoma fotolítico.

C) Manifestações clínicas: A visão embaçada indolor é uma característica da catarata. A maioria das pessoas sente e se movimenta. Diplo Pia (diplopia), diminuição da acuidade visual e miopia e descoloração, os tons das cores mudam para bronzeado. Achados de avaliação e diagnóstico A diminuição da acuidade visual está diretamente relacionada à gravidade da catarata. O teste de Snelln, a oftalmoscopia e a lâmpada de fenda são soluções diagnósticas. Na oftalmoscopia direta, o reflexo vermelho está deformado ou ausente.

D) Tratamento

D1) Tratamento médico: Não há tratamento não cirúrgico para a catarata, mas o uso de binóculos ou lentes de contato é útil.

D2) Tratamento cirúrgico: A cirurgia da catarata Mamula é realizada em nível ambulatorial e o paciente pode receber alta uma hora e meia após a cirurgia. Geralmente, é realizada anestesia local. Os colírios pré-operatórios para facilitar a cirurgia podem incluir diuréticos (como a tropicamida) e medicamentos cicloplégicos (como o ciclopentolato). O cristalino é removido por meio de uma pequena incisão na córnea. A remoção da catarata pode envolver a remoção de todo o cristalino, ou seja, o núcleo, o córtex, a cápsula ou a extracápsula. No método extracapsular, a incisão é menor, portanto, menos danos são causados ao olho. A cápsula posterior e os cordões venulares são preservados, portanto, é um suporte confiável para a inserção de uma lente intraocular. A facoemulsificação é outro método no qual o núcleo e o córtex da lente são amolecidos e esmagados com um dispositivo ultrassônico e, em seguida, retirados pelos tubos pulmonares.

Nesse método, a cápsula posterior é preservada, a cicatrização da ferida é mais rápida e a prevalência de defeitos de negação no astigmatismo é menor. Se ambos os olhos tiverem catarata, a cirurgia geralmente é realizada em um olho e uma segunda operação é realizada após algumas semanas ou meses. Após a remoção da lente, o paciente é chamado de Afak, que significa sem lente. Uma lente deve ser colocada para que o paciente veja os objetos com clareza. São usados óculos Afaki (óculos com uma ampliação de 25%) ou lentes de contato e lentes intraoculares. Os óculos com uma ampliação de 25%, embora eficazes, têm três desvantagens: são pesados e, devido à ampliação de 25%, limitam a visão periférica e têm ampliação e distorção irregulares. Devido às limitações e desvantagens dos óculos e das lentes de contato (risco de lesão ocular e infecção), geralmente são usadas lentes intraoculares, que são colocadas na câmara anterior e na frente da íris. Lentes que são colocadas na câmara posterior.

Em cirurgias extracapsulares, eles são usados e colocados atrás da íris, e seu uso tem menos probabilidade de causar complicações. A colocação de implantes internos é proibida nos seguintes pacientes. A maioria das lentes intraoculares é focal e não consegue focalizar a luz em objetos de diferentes distâncias. Por esse motivo, o paciente ainda precisa de óculos.

As lentes multifocais também podem irritar o paciente devido ao excesso ou à falta de luz.

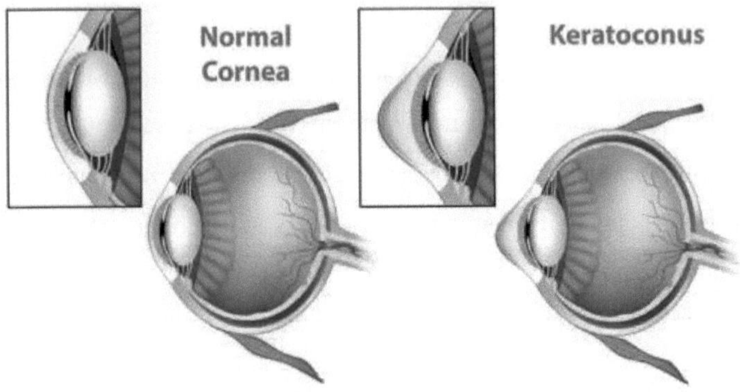

Figura 14. Ceratocone

D3) Cuidados pré-operatórios: Para reduzir o risco de sangramento atrás do globo ocular, os anticoagulantes devem ser suspensos de 5 a 7 dias antes da cirurgia, mas se esses medicamentos forem usados para prevenir ataques cardíacos isquêmicos, não há necessidade de suspender o medicamento. Os dilatadores de pupila devem ser prescritos a cada 10 minutos por até 4 dias e pelo menos até uma hora antes da cirurgia. Se não houver midríase na sala de cirurgia, o uso desses medicamentos será mantido. Gotas de corticosteroides antibióticos e AINEs são usados para reduzir a chance de inflamação e infecção após a cirurgia.

D4) Cuidados pós-operatórios: Para evitar possíveis complicações no olho operado, o paciente usa um protetor regular no curativo do olho até 24 horas após a operação. Em seguida, use óculos especiais para os olhos e use um protetor ocular de metal à noite e ao deitar por 4 semanas. É melhor usar óculos escuros quando exposto à luz solar. É normal haver uma leve secreção, coceira e vermelhidão pela manhã.

Como a cirurgia de catarata aumenta a probabilidade de descolamento de retina, o paciente é aconselhado a procurar um médico se observar qualquer um dos seguintes sintomas:

- ✓ Existência de moscas, vermelhidão das luzes piscantes.
- ✓ O paciente deve evitar deitar-se sobre o lado cirúrgico, levantar objetos com peso superior a 15 libras e inclinar-se ou ficar em pé por períodos prolongados.
- ✓ Na primeira consulta com o médico, o curativo ocular é removido.
- ✓ O paciente pode ficar com a visão embaçada por vários dias ou semanas após a cirurgia.
- ✓ As suturas oculares podem causar temporariamente visão embaçada e astigmatismo devido a alterações na convexidade da córnea. A correção da visão é mais rápida em pessoas com PIO alta do que naquelas que esperam por óculos ou lentes de contato afaki, mas a recuperação é gradual em 6 a 6 semanas.

E) Complicações da cirurgia de catarata: A cirurgia de catarata também apresenta complicações.

E1) Possíveis complicações da cirurgia de catarata (fenda no canto do olho se não estiver respondendo): perfuração dos objetos em condições graves de reoperação e substituição da lente intra-luminosa, uso de corticosteroides e antibióticos sistêmicos para infecção intraocular crônica refratária e inflamatória.

F) Granuloma: Tratamento e remoção da lente intraocular e do saco capsular, vitrectomia e injeção intraocular de antibióticos, opacidade da cápsula posterior (complicação tardia de diminuição da acuidade visual), um orifício na cápsula posterior por uma catarata externa muito comum.

G) Ceratocone (ceratocone): Essa doença é hereditária ou caracterizada por uma protrusão cônica da córnea com diminuição da acuidade visual e astigmatismo. Em condições mais graves, formam-se cicatrizes no tecido da córnea. A característica marcante desses pacientes é a visão embaçada. O tratamento é o uso de lentes rígidas.

H) Cirurgias de córnea PTK: Nesse método, a radiação é usada para reduzir ou eliminar a opacidade da córnea e suavizar a superfície anterior da córnea. O uso da cirurgia PTK na ceratite por herpes vírus é proibido porque é possível ativar vírus latentes com a luz ultravioleta. As complicações dessa cirurgia incluem hipermetropia, retardo no crescimento do estroma e ceratite microbiana.

I) Cuidados pós-operatórios: Curativos de pressão, corticosteroides como pomadas, analgésicos orais, AINEs e lentes de contato especiais para acelerar o crescimento endotelial.

Doenças da retina

O descolamento de retina é a separação da camada epitelial pigmentada da camada sensorial.

A) Tipos de veterinários: Há quatro tipos de veterinários.

A1) Regatogênese: O tipo mais comum de descolamento de retina, no qual, devido a um orifício na retina, o fluido no vítreo penetra gradualmente entre a retina sensorial e o epitélio pigmentado e separa a retina de sua fonte de sangue, fazendo com que a retina perca gradualmente suas funções. Afaquia grave ou miopia após cirurgia de catarata, trauma e retinopatia proliferativa são alguns dos fatores que predispõem uma pessoa a esse tipo de descolonização.

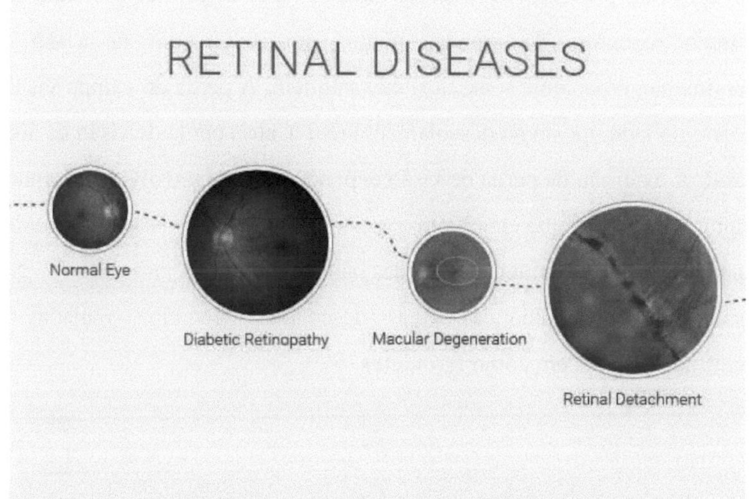

Figura 15. O que são doenças da retina?

A2) Tração: A principal causa é a pressão ou as forças de tração. O oftalmologista deve examinar todos os níveis da retina para verificar se há cicatrizes e fibrose. Geralmente, em pacientes com essa complicação, o tecido cicatricial fibroso está presente devido a complicações como retinopatia diabética, sangramento e várias retinopatias na rede. O sangramento e a proliferação fibrosa associados a essa doença exercem uma força de tração sobre a retina fraca desses indivíduos.

A3) Composto: Uma combinação de 1 e 2

A4) Vazamento ou exsudação: é causado por uma camada de fluido seroso da coroide abaixo da retina. Doenças como uveíte ou degeneração macular podem causar a produção desse fluido seroso.

B) Manifestações clínicas: Os sintomas incluem: visão embaçada, sensação de sombra passando por uma cortina na frente do campo de visão de um olho, presença de teias de aranha, luzes brilhantes piscando ou influxo repentino de grandes pontos em movimento na visão e, geralmente, o paciente sente dor, mas não tem. A perda do campo visual ocorre no lado oposto ao descolamento real. Causa perda de visão na área nasal. A extensão da perda de visão depende do local envolvido. Grandes rupturas da retina, que envolvem o meio da retina, podem causar cegueira temporária. Já as rupturas periféricas não interferem na visão central. No exame oftalmoscópico, as áreas descoladas são cinza-azuladas e geralmente aparecem como ferraduras.

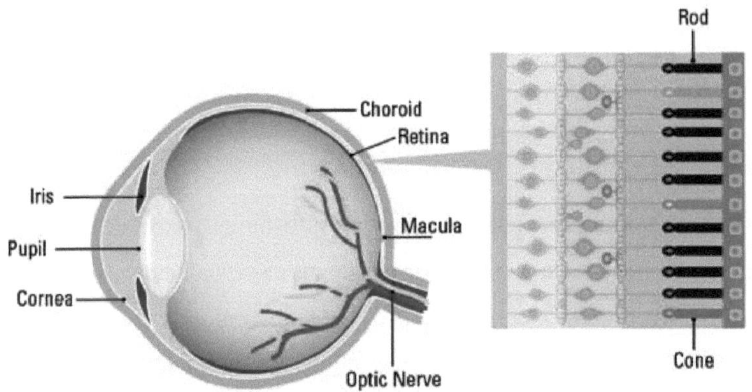

Figura 16. Diagrama de olho

C) Tratamento de declinação da retina: É realizado cirurgicamente com o objetivo de reconectar as duas camadas. Os procedimentos cirúrgicos incluem: ligamento cruzado, vitrectomia parsplein, retinopexia pneumática. No método de buckling, usando um grampo da esclera com uma tira de silicone, a pressão é aplicada à parede escleral pelo lado de fora e as duas camadas da retina são aproximadas. A injeção de ar com gás hexafluoreto de enxofre pode ser usada para aplicar pressão na retina a partir do interior do olho. Em pacientes fáquicos, o dano ao cristalino é menor e o risco de exoftalmite também é reduzido. Complicações dessa cirurgia da artéria . Na oftalmoscopia, são observados inchaço e diminuição da acuidade visual, dilatação e emaranhamento venoso, sangramento em rede e manchas em forma de algodão. O novo crescimento vascular (neovascularização) pode causar glaucoma.

Obstrução da artéria principal da retina

Trata-se de uma emergência oftálmica. As pessoas com essa doença apresentam perda súbita e grave da visão e, no exame da retina, ela está pálida e manchas vermelhas cor de cereja são vistas no foie gras.

A) Medidas terapêuticas: massagem ocular intermitente (para mover o êmbolo para os ramos), paracentese da câmara anterior para reduzir a PIO, injeção intravenosa de agentes hiperosmóticos como acetazolamida e oxigênio de alta concentração (95% de oxigênio por 10 minutos). A perda de visão, acompanhada de grande obstrução da artéria retiniana, costuma ser grave e permanente. A degeneração macular é um processo degenerativo atrófico que afeta a mácula e os tecidos adjacentes e causa perda da visão central. É a causa mais comum de perda de visão na população acima de 60 anos. Por isso, é conhecida como degeneração macular degenerativa. O envelhecimento, o tabagismo, a hipertensão, a obesidade e a hiperatividade são fatores de risco. O exame mostra pontos amarelos muito pequenos ou manchas na retina.

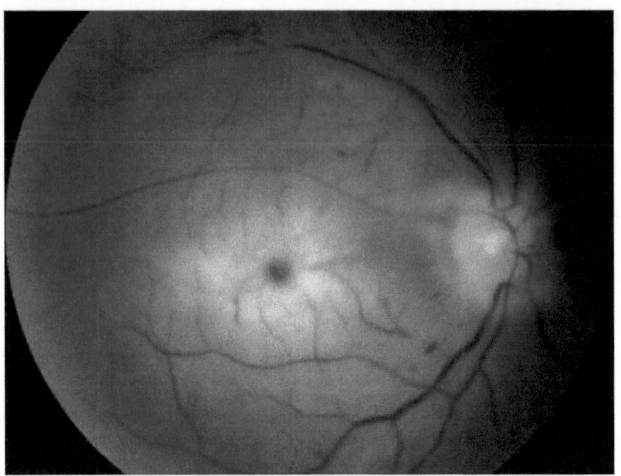

Figura 17. Oclusão da artéria da retina

B) Tipos de retinite: Há dois tipos de retinite.

B1) Seca ou não vascular (não exsudativa): As camadas externas da retina são gradualmente rompidas. Ocorrem anormalidades no epitélio, o pigmento da rede. Podem ser vistas manchas longas e as linhas retas são distorcidas e há dificuldade para reconhecer letras. A percepção das cores muda ou é limitada. A diminuição da visão central é um dos sintomas mais importantes desse distúrbio. Terapia a laser ou terapia fotodinâmica O objetivo da terapia a laser é corrigir as artérias coroidais anormais com o mínimo de dano à retina. No tratamento a laser, um corante chamado Verteporfin, que é sensível à luz, é injetado por via intravenosa durante 10 minutos.

O laser de diodo é usado para tratar vasos sanguíneos anormais 15 minutos após o início da injeção. Dessa forma, o pigmento retém a energia do laser tardiamente e destrói os vasos sanguíneos anormais. Isso não deve ser feito ao redor da retina, pois o nervo é danificado. É importante ensinar à paciente que o Verte portfin é sensível a qualquer luz e é exposto à luz solar forte e à luz halógena na odontologia e na sala de cirurgia, mas as luzes domésticas não têm efeito sobre ele. Por isso, ela deve usar óculos escuros, chapéu, luvas e camisa de mangas compridas. O paciente deve saber que não deve se expor à luz solar ou à luz forte por até 5 dias após o tratamento a laser. Se ele tiver que sair, deve cobrir todo o corpo. Caso contrário, você sofrerá queimaduras graves na pele e queimaduras solares que produzem bolhas e exigem cirurgia plástica.

Golpes no globo ocular

Geralmente, os golpes no globo ocular são acompanhados de golpes na cabeça. As lesões em olhos fechados geralmente causam hematomas com sangramento subconjuntival, chamado de olho negro. Frequentemente, golpes penetrantes com pancadas fortes na cabeça causam danos ao nervo óptico. A perda imediata da visão após uma lesão ocular geralmente é irreversível. A perda de visão tardia tem um prognóstico melhor. O tratamento é feito com corticosteroides (reduzindo o inchaço do nervo óptico e, eventualmente, com cirurgia).

Fraturas do globo ocular

Ela pode ser detectada por raios X. Existem diferentes tipos, por exemplo, as fraturas explosivas e as fraturas do teto do globo ocular são causadas pela pressão dos tecidos moles e por um aumento repentino da pressão sobre o globo ocular. Nas fraturas oculares, o globo ocular pode ficar afundado (enoftalmo) devido a danos nos músculos que sustentam o globo ocular. No caso de lesões oculares e pancadas, a cirurgia não é realizada com urgência e são dados cerca de 10 a 14 dias para verificar a função do olho, especialmente os músculos oculares e o ducto lacrimal, mas se a lesão tiver entrado no seio maxilar devido a uma pancada no globo ocular, será uma cirurgia de emergência. Será uma cirurgia de emergência.

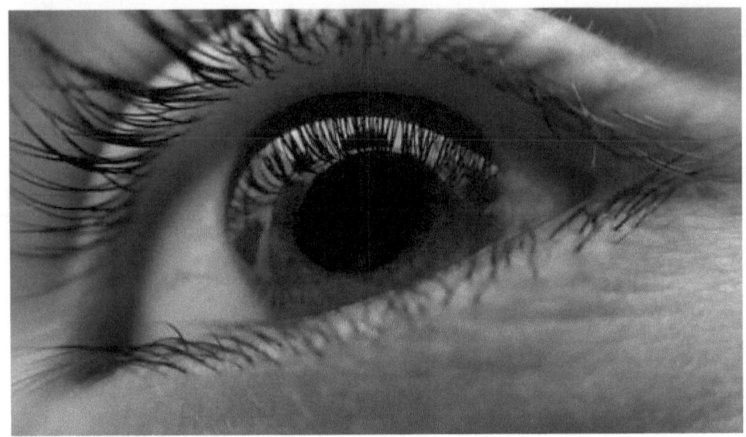

Figura 18. Por que os optometristas sopram ar em seu olho?

Objetos estranhos no olho Se o corpo estranho no olho for feito de ferro, madeira e cobre, existe a possibilidade de infecções purulentas. Nos casos em que o corpo estranho é feito de metal, a ressonância magnética para diagnóstico é proibida. Se o corpo estranho estiver localizado nas partes superficial e anterior, tiver bordas afiadas que afetem as estruturas adjacentes ao globo ocular ou for composto de cobre, ferro e materiais vegetais, a cirurgia é realizada. Uma pomada antibiótica tópica é usada após a cirurgia. Quando há um objeto estranho no olho, o curativo com pressão é proibido e o olho deve ser protegido com um copo de papelão.

Queimaduras químicas

Em queimaduras químicas, os olhos são lavados com solução salina normal antes de cada procedimento. Deve-se determinar o tipo de material e, se possível, seu pH. Nas lesões da medula espinhal, nos casos em que há ruptura do globo ocular, é proibido o uso de paralisia do músculo ciliar (silkoplegics) e antibióticos tópicos, pois eles podem ter efeitos tóxicos no tecido dentro do globo ocular. Nesses casos, a melhor maneira de realizar outros exames é sob anestesia geral. Antibióticos sistêmicos e antibióticos antitetânicos também são usados.

Abrasão da córnea

Uma das causas mais comuns de abrasões na córnea é o uso de lentes de contato. Nessa condição, a pessoa sofre de dor intensa na área e medo de luz (dor nos olhos devido ao contato com a luz). Curativos de compressão e pomadas antibióticas tópicas são usados para restringir os movimentos das pálpebras. Nesses pacientes, as gotas de anestésico local não devem ser usadas com frequência, pois podem obscurecer os sintomas e exacerbar a doença, o que pode levar a cicatrizes permanentes. O uso de corticosteroides é proibido em condições em que há danos à camada epitelial.

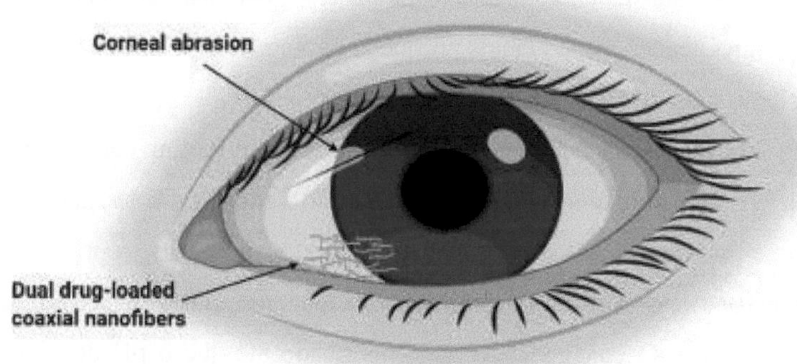

Figura 19. Abrasão da córnea

Lesões por penetração e esmagamento do globo ocular

Se a ruptura do globo ocular não puder ser reparada e a visão for completamente perdida, a única maneira é remover o globo ocular e parte do nervo óptico. Como regra geral, duas semanas após a lesão no olho para evitar a indução de olho saudável (oftalmia simpática), o olho danificado do paciente é removido juntamente com parte do nervo óptico. Nas hemorragias da câmara anterior causadas por ferimentos e golpes, aplica-se restrição de movimento e usam-se corticosteroides tópicos e agentes antifibrinolíticos (para estabilizar o coágulo). O uso de aspirina nesses pacientes é proibido.

Queimaduras nas sobrancelhas

Produtos químicos ativos ácidos e alcalinos, gás lacrimogêneo e noz-moscada podem causar lesões oculares graves. As feridas causadas pelo contato com álcalis (como a amônia) geralmente são mais graves, pois levam rapidamente a pequenas perfurações nos nódulos oculares e continuam a destruir o tecido muito tempo após a cicatrização da lesão. Essas substâncias também aumentam a pressão dentro do olho. O contato ocular com substâncias ácidas (alvejantes, baterias de carro e refrigerantes) causa menos danos porque as proteínas do tecido morto se depositam, impedindo maior penetração e destruição.

As complicações das queimaduras químicas podem incluir ceratopatia pontual (lesões pontuais na córnea) ou punção venosa da córnea. Cada minuto é importante no tratamento de queimaduras químicas. A primeira etapa no caso de queimaduras químicas é enxaguar com água limpa e pura, em abundância. O enxágue deve ser continuado até que o pH do olho chegue ao normal. O espéculo é usado para manter a pálpebra aberta se ela estiver com blefaroespasmo (cãibras musculares palpebrais que fazem com que a pálpebra se feche). É preciso ter cuidado para não exercer a menor pressão sobre o globo ocular. Usando um papel medidor de pH no canto do olho, o pH da superfície da córnea pode ser determinado e, após o enxágue, gotas de antibiótico são instiladas no olho e um curativo é colocado no olho.

Capítulo III
Enfermagem renal e do trato urinário

Prostatite

A inflamação da glândula prostática é o distúrbio urológico mais comum em homens com menos de 50 anos de idade. Os sintomas clínicos podem incluir dor, desconforto perineal, queimação, urgência para urinar, micção frequente, dor durante ou após a ejaculação. A prostatite bacteriana aguda pode causar febre e calafrios repentinos ou dor no períneo, no reto e na região lombar. A prostatite bacteriana crônica é a principal causa de infecções recorrentes do trato urinário em homens. Os sintomas geralmente são leves e incluem micção frequente, azia e, às vezes, corrimento uretral. As complicações da prostatite podem incluir glândulas inchadas e retenção urinária, epididimite, bacteremia e pielonefrite.

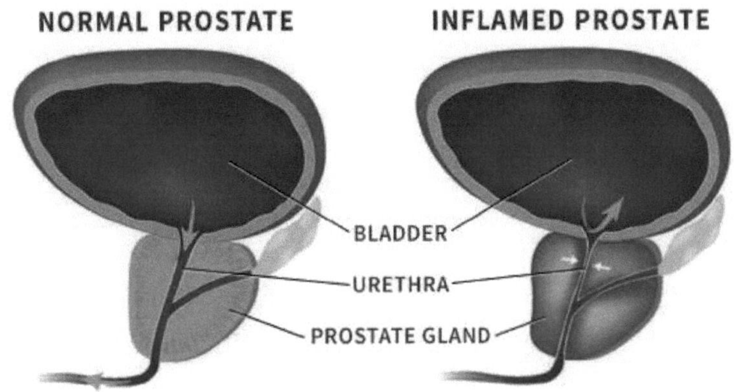

Figura 20. Prostatite

A) Diagnóstico: O teste de análise da urina geralmente mostra um grande número de glóbulos brancos na urina. Para preparar uma amostra de urina, depois de limpar a cabeça do pênis e puxar o Prius para trás, 10-15 ml de urina são despejados em um recipiente e, em seguida, 75-50 ml são despejados no segundo recipiente. Se o paciente não tiver prostatite aguda, o médico massageia imediatamente a próstata e a quantidade de fluido prostático que é drenada é coletada no terceiro recipiente. Se não for possível coletar o fluido prostático, o paciente excretará uma pequena quantidade de urina, que pode conter bactérias no fluido prostático.

B) Tratamentos: uso de antibióticos por 10 a 14 dias, banho de assento, antiespasmódicos, amaciantes de fezes (para evitar a dor durante a defecação), repouso na cama (para aliviar os sintomas e medicamentos para reduzir a irritação da bexiga, métodos de tratamento) Recomenda-se o uso de líquidos para matar a sede, mas não é necessária uma overdose, pois o nível efetivo do medicamento na urina deve ser mantido. A ejaculação (relação sexual com autoestimulação), o consumo de alimentos e líquidos diuréticos e o aumento das secreções da próstata (álcool, café, chá, chocolate, substâncias picantes) devem ser evitados e, para minimizar o desconforto, o paciente deve evitar ficar sentado por longos períodos de tempo.

BPH (hiperplasia prostática benigna)

Homens com níveis de testosterona acima da média têm maior probabilidade de ter BPH. Cigarros, álcool, hipertensão, diabetes e doenças cardíacas também foram relatados como fatores de risco para a BPH. Na BPH, os lóbulos da próstata aumentados bloqueiam o colo da bexiga ou a uretra, impedindo o esvaziamento completo da bexiga e a retenção e, por fim, as complicações da retenção urinária (dilatação ureteral, hidronefrose, infecção e insuficiência renal).

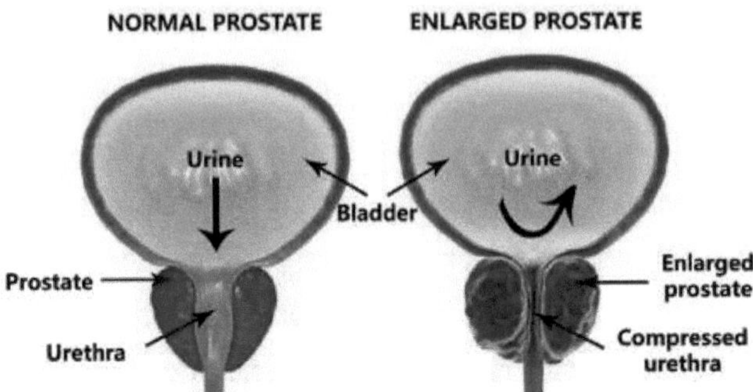

Figura 21. BPH

A) Sintomas clínicos: aumento da frequência de micção, acordar à noite para urinar, sensação de urgência para urinar, incapacidade de começar a urinar, esforço ao urinar, gotejamento de urina, sensação de esvaziamento completo da bexiga, retenção urinária aguda (sintomas de mais de 60 urinas na bexiga após cada micção) e infecções recorrentes do trato urinário são sintomas de BPH. Na bagagem retal, a glândula prostática grande é insensível e elástica.

B) Tratamento: Medicamentos adrenérgicos, como a terazosina (relaxamento da musculatura lisa do colo da bexiga e da próstata), antiandrogênicos, como a finasterida (redução do tamanho da próstata), incisão da próstata, dilatação por balão, terapia de calor por micro-ondas e remoção da próstata A condução a laser é um dos tratamentos para a BPH. O Saw Palmetto é um remédio fitoterápico usado para sintomas leves de BPH, como micção frequente e diminuição do fluxo de urina. A eficácia desse medicamento parece ser devida à interrupção da conversão de testosterona em DHT.

Câncer de próstata: É o câncer mais comum em homens e sua probabilidade aumenta com o aumento do peso. O betacaroteno tem um efeito protetor contra o câncer de próstata, mas o consumo de alimentos com alto teor de gordura e muita carne vermelha aumenta o risco. O consumo de uma dieta rica em gordura saturada é o fator de risco mais importante para o câncer de próstata.

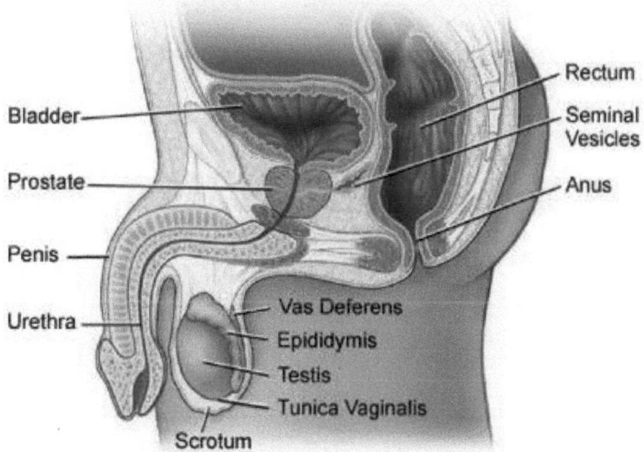

Figura 22. Ilustração da trilha reprodutiva masculina

Sintomas clínicos: Ocorrem sintomas obstrutivos devido à obstrução do trato urinário. Hematúria, sangue no sêmen e ejaculação dolorosa são outros sintomas. A hematúria pode ser causada por um câncer que invade o ducto ou a bexiga, ou ambos. O câncer de próstata pode apresentar metástase nos ossos e nos linfonodos. Os sintomas associados à metástase incluem dor nas costas, dor pélvica, desconforto e dor no períneo e no reto, anemia, perda de peso, fraqueza, náusea e oligúria. Um tumor se manifesta clinicamente quando é rompido por invasão local ou metástase para áreas distantes do sistema urinário e de outros sistemas orgânicos. Geralmente, uma pessoa se torna sexualmente ativa antes do diagnóstico de câncer de próstata.

Diagnóstico: O DRE pode ser sentido como um nódulo duro no tecido glandular ou uma rigidez extensa no lobo posterior. O ultrassom retal e os métodos para determinar a metástase são estratégias de diagnóstico para o câncer de próstata.

Tratamento

Cirurgia: Os procedimentos de cirurgia da próstata no câncer de próstata e na BPH são:

- ✓ Remoção da próstata através da uretra.
- ✓ Remova a próstata da parte superior do corpo.
- ✓ Remoção da próstata através do períneo.
- ✓ Incisão da próstata na uretra.
- ✓ Prostatectomia radical por laparoscopia.

Radioterapia: Se o câncer de próstata for diagnosticado nos estágios iniciais, o tratamento definitivo pode ser feito com radioterapia. Na braquiterapia, a pessoa deve evitar contato próximo com a mulher grávida e o bebê por 2 meses e usar preservativo por 2 semanas após a implantação. A irritação da bexiga e da uretra pela radiação pode causar dor ao urinar e ao ejacular.

Terapia hormonal: Todos os estímulos androgênicos são suprimidos pela redução da testosterona plasmática ou pela inibição da conversão ou ligação à diidrotestosterona. A ovariectomia reduz efetivamente os níveis de testosterona no plasma, resultando em atrofia da próstata. Esse método tem efeitos psicológicos profundos. A terapia com estrogênio também reduz a atividade androgênica testicular e reduz o volume do tumor. Outros agonistas do hormônio liberador de LH, como a luprolida (supressão de androgênio testicular), antiandrogênicos, como a flutamida (supressão de androgênio adrenal) e o acetato de ciproterona (um derivado sintético da progesterona) são outros métodos de terapia hormonal.

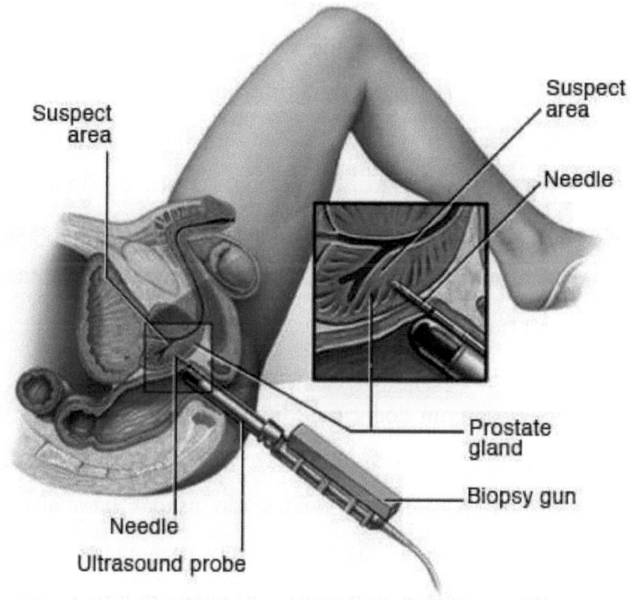

Figura 23. Câncer de próstata

Criocirurgia: O método mais comum de prostatectomia é aquele em que a próstata é cortada em pequenos pedaços através da uretra e endoscopicamente. Estenose e lesão uretral são quase comuns nesse procedimento. Também pode causar ejaculação reversa, pois a remoção do tecido da próstata no colo da bexiga faz com que o fluido retorne para trás e para dentro da bexiga em vez de fluir para frente.

Nesse método, um fluido de lavagem é inserido na bexiga por meio de um cistoscópio para permitir a visualização do local da ressecção. O enxágue frequente com esse fluido e sua drenagem garantem que o cirurgião remova os detritos e o desbridamento da bexiga. Continuação Nas cirurgias transuretrais, é usado fluido estéril.

O fluido de enxágue deve ser um fluido isotônico. A solução salina normal também não é usada, pois sua condutividade não é desejável. Soluções hipotônicas, como a água , também não devem ser usadas, pois são prontamente absorvidas pela corrente sanguínea e aumentam o risco da síndrome da TUR, que é caracterizada por hipervolemia, hiponatremia, hemólise e insuficiência renal aguda. Os sintomas dessa síndrome incluem letargia e confusão, hipotensão, taquicardia, náusea e vômito, dor de cabeça, espasmos musculares e convulsões e, em casos raros, essa síndrome ocorre quando se usa danos ao reto, que também são mais comuns nessa cirurgia.

Nesse procedimento, o paciente deve ser submetido à litotomia, o que é proibido para pessoas com doença cardiovascular grave e artrite. Após esse procedimento, a inserção do tubo retal, a temperatura anal e o enema devem ser evitados. Almofadas grandes são usadas para absorver o excesso de urina e anéis de borracha são usados para ajudar o paciente a se sentar confortavelmente até que a urina vaze ao redor da ferida alguns dias após a remoção do cateter.

Na prostatectomia retropúbica, é feita uma incisão na parte inferior do abdome, mas a bexiga permanece intacta e o cirurgião acessa a próstata pela área entre o púbis e a bexiga. O procedimento de escolha é a cirurgia eletiva em grandes casos de hiperplasia prostática grave. O local da cirurgia é mais visível e o sangramento é mais fácil de controlar, mas a infecção pode ocorrer facilmente no espaço atrás da área púbica e o sangramento da próstata é mais provável. Nesse método, depois que o cateter for removido, haverá uma expectativa de perda de urina por vários dias. Nos casos em que a próstata é pequena, a glândula é cortada através da uretra para reduzir a pressão da próstata sobre a uretra e reduzir a estenose uretral.

Esse procedimento é chamado de TUIP (incisão uretral) e é realizado em regime ambulatorial. A prostatectomia radical laparoscópica é outro procedimento em que as complicações são menores, o período de recuperação é mais curto e a recuperação do paciente é mais rápida. Após esse procedimento, o paciente deve ser monitorado quanto a sinais de aderência uretral (disúria, fluxo urinário fraco) e alterações na função intestinal.

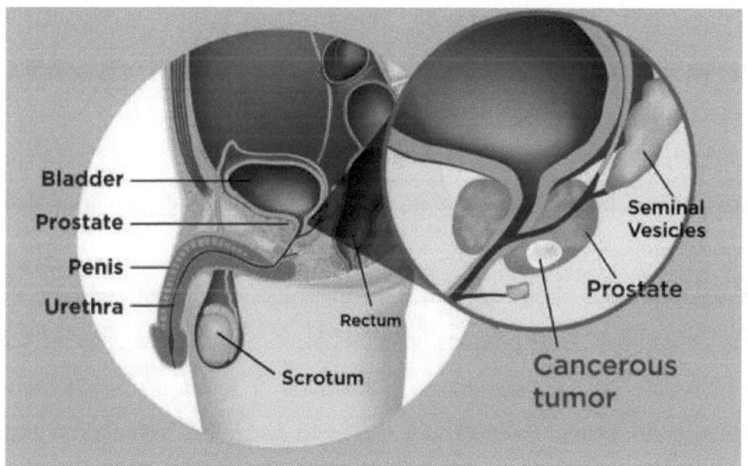

Figura 24. Diagnóstico de câncer de próstata

Cuidados de enfermagem para o paciente submetido à prostatectomia: Recomenda-se o uso de meias elásticas antes da operação para evitar TVP. Especialmente quando o paciente for colocado na posição de litotomia durante a operação. É importante manter o equilíbrio de fluidos após a operação, pois, durante a operação, o cliente é exposto a um desequilíbrio do volume de fluidos devido à lavagem do local da operação. Ao enxaguar o cateter urinário para evitar o bloqueio pelo coágulo sanguíneo, o paciente pode ser exposto à absorção de fluidos da ferida devido à retenção de fluidos, ao desequilíbrio de fluidos e à intoxicação por água. Lave, controle o volume de urina e os sinais clínicos do paciente. Após a operação, no mesmo dia, o paciente é ajudado a se sentar e a pendurar as pernas na cama. No dia seguinte, o paciente se levanta da cama. A dor pode estar relacionada a uma incisão cirúrgica, coceira ou descamação da pele na área, devido a um problema renal (dor lateral) ou espasmo da bexiga. A bexiga é lavada para evitar obstrução. Certifique-se de que a quantidade de fluido devolvida seja igual à quantidade introduzida no cateter. A fixação do cateter na coxa ou no abdome pode reduzir a pressão sobre o cateter e evitar a irritação da bexiga. Os amaciantes de fezes são administrados para evitar o esforço pós-operatório durante a defecação.

Complicações pós-operatórias: As complicações pós-operatórias são um dos deveres importantes de um enfermeiro. Os efeitos colaterais mais importantes são:

Sangramento e choque: é um risco imediatamente após a cirurgia e é mais comum na BPH porque a glândula prostática está aumentada e tem muitas artérias. O sangramento pode levar à formação de coágulos, bloqueando o fluxo de urina. A cor do jato de urina é rosa-avermelhada por até 24 horas após a cirurgia, que desaparece gradualmente. O sangramento vermelho vivo com mais aderências e coágulos grandes geralmente indica sangramento arterial que normalmente requer intervenção cirúrgica. A hemorragia venosa pode ser controlada esticando-se o cateter de modo que o balão exerça pressão sobre a cavidade da próstata.

Infecção: Após a prostatectomia perineal, o curativo geralmente é trocado no primeiro dia após a cirurgia. A temperatura não deve ser medida por via anal. Além disso, não se deve fazer enema e sonda retal. A lâmpada de calor pode ser usada para acelerar a cicatrização do períneo. Nesse caso, o escroto deve ser coberto com uma toalha. O banho de sala também é útil para acelerar a recuperação.

Obstrução do cateter: Se o cateter for bloqueado, ocorrerá dilatação da cápsula prostática e sangramento. A forzida pode ser prescrita para iniciar a diurese e melhorar a micção, mantendo assim o cateter aberto. Tocar a bexiga a partir do abdome pode ajudar a detectar sua dilatação.

Disfunção sexual: Todos os casos de prostatectomia foram devido a possíveis danos aos nervos, que estão associados ao risco de impotência. É explicado ao paciente que, na maioria dos casos, de 6 a 8 semanas após a operação, ele pode começar a ter atividade sexual. Além disso, após uma prostatectomia, durante a ejaculação, o sêmen entra na bexiga e é excretado na urina.

Incontinência urinária: Após a remoção dos tubos de drenagem, o paciente pode apresentar algum grau de incontinência. Os exercícios a seguir podem ajudar o paciente a recuperar o controle urinário.

- ✓ Contraia os músculos perineais apertando os dois lados das nádegas e, após alguns instantes, relaxe os músculos (10 a 20 vezes por hora).
- ✓ O paciente tenta interromper o fluxo de urina depois de iniciar o fluxo de urina, espera alguns segundos e urina novamente. Beba bastante líquido para evitar coágulos e desidratação, evite alimentos condimentados, como especiarias, álcool e café para evitar irritação da bexiga), viagens longas de carro, exercícios extenuantes e manobras de Valsalva por 6 a 8 semanas. Recomenda-se ao paciente o uso de pressão intravenosa, hematúria e prevenção de sangramento.

Orkit

A inflamação dos testículos (congestão testicular) é uma das causas mais comuns de caxumba.

A) Fatores: A presença de testículos edematosos e extremamente sensíveis, vermelhidão da pele escrotal, febre e fadiga são seus sintomas.

B) Tratamento: inclui repouso, elevação da bolsa escrotal, bolsa de gelo para reduzir o inchaço, analgésicos e anti-inflamatórios e antibióticos. O período agudo da doença geralmente dura uma semana. O envolvimento de ambos os testículos pode levar à infertilidade. Se os homens não tiverem sido vacinados contra a caxumba anteriormente, a gamaglobulina será injetada imediatamente para evitar a infertilidade e outras complicações.

Capítulo IV
Urolitase e nefrolitíase

A urolitíase e a nefrolitíase são cálculos nos rins e no trato urinário que ocorrem com frequência na terceira e quinta décadas de vida e mais em homens do que em mulheres.

A) Fisiopatologia: Os cálculos são formados quando a concentração urinária de substâncias como oxalato e fosfato de cálcio e ácido úrico na urina aumenta.

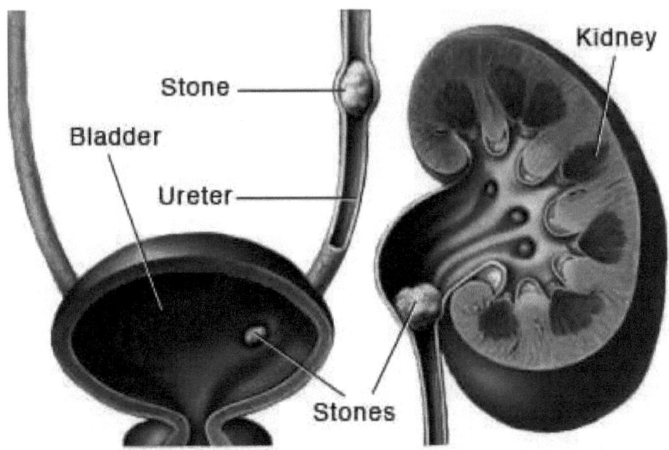

Figura 25. Pedras nos rins

B) Fatores eficazes para facilitar a formação de cálculos: Esses fatores incluem os seguintes: infecção, estagnação urinária, inatividade, aumento das concentrações de cálcio no sangue e na urina após hiperparatireoidismo, cânceres, alta ingestão de vitaminas, consumo excessivo de leite e álcalis. Cerca de 75% de todas as pedras nos rins são pedras à base de cálcio.

C) Manifestações clínicas

- ✓ Interrompe o fluxo e a obstrução urinária.
- ✓ As infecções incluem pielonefrite e ITU ITU com calafrios, febre e ardência ao urinar.

- ✓ Dor severa no punhal.
- ✓ Dor intensa e profunda na região costal-vertebral com hematúria e piúria em cálculos pélvicos.
- ✓ Dor que se espalha para a frente e para baixo em mulheres e nos testículos em homens com pedras nos rins.
- ✓ Dor em cólica (exacerbação súbita da dor com náusea e vômito).
- ✓ Retenção urinária, ITU, hematúria em cálculos na bexiga.

D) Revisão e resultados do diagnóstico:

- ✓ KUB, ultrassom, urografia intravenosa e pielografia.
- ✓ Exame de química do sangue e exame de urina de 24 horas para cálcio, ácido úrico, sódio, creatinina e pH.
- ✓ Exame cuidadoso da dieta do paciente.
- ✓ Análise química de rochas excretadas para investigar distúrbios subjacentes.

E) Medidas médicas:

- ✓ Aliviar a dor imediata da cólica renal e ureteral com analgesia opioide para evitar choque e síncope causados por dor intensa.
- ✓ Prescrição de AINEs para inibir a síntese de prostaglandinas E para evitar o crescimento e o aumento dos cálculos.
- ✓ Incentivar o paciente a ingerir líquidos aumenta a pressão atrás do cálculo e a saída e descida do cálculo, diminui a concentração de cristais urinários, dilui a urina e aumenta o débito urinário.

F) Terapia nutricional

- ✓ Incentive o paciente a beber de 8 a 10 copos de água na ausência de uma proibição.
- ✓ Injetar fluidos intravenosos até atingir o débito urinário.

- ✓ Evite atividades que levem à transpiração intensa.

G) Medidas de enfermagem em pacientes com cálculos renais

- ✓ Avaliação precisa do paciente quanto aos sintomas de ITU (calafrios, febre, sensação de queimação, micção frequente, atraso na micção) e obstrução (micção frequente de pequenas quantidades de urina, oligúria ou anúria).
- ✓ Controle preciso da urina para hematúria.
- ✓ Controle preciso das complicações associadas aos cálculos renais, incluindo infecção e sepse após ITU e pielonefrite, obstrução do trato urinário por cálculos ou edema e, por fim, IRA.
- ✓ Atenção imediata à dor do paciente e controle com analgésicos e AINEs.
- ✓ Aconselhe o paciente a ingerir bastante líquido por via oral.
- ✓ Informe o paciente sobre os sintomas, como diminuição do volume de urina, hematúria e turbidez, febre e dor.
- ✓ Monitoramento preciso dos sinais vitais para detecção rápida de sinais de infecção, especialmente temperaturas acima de 38°C.
- ✓ A necessidade de tratamento antibiótico das infecções antes da dissolução dos cálculos.
- ✓ Oriente o paciente sobre a necessidade de cultura de urina 1 a 2 vezes por mês no primeiro ano e depois continue periodicamente
- ✓ Trauma renal.

Os rins são protegidos pelas costelas e pelos músculos do dorso e pelos tecidos da parede abdominal e das vísceras da parte anterior e são totalmente móveis, e somente o pique do rim (coluna das artérias renais e ureterais) é sua parte fixa e possível lesão devido a golpes nos rins. O rim é empurrado em direção às costelas e sofre contusões e lacerações.

Lesões renais

Essas lesões incluem lesões penetrantes e não penetrantes, e as lesões não penetrantes incluem hematomas, rupturas leves e extensas e danos vasculares.

A) Manifestações clínicas

- ✓ Dor de cólica renal causada pela obstrução do sistema coletor por um coágulo sanguíneo.
- ✓ Hematúria (o sintoma mais comum e não há associação entre a gravidade da lesão e a hematúria), equimose, ruptura e ulceração do abdome.
- ✓ Massa lateral e inchaço.

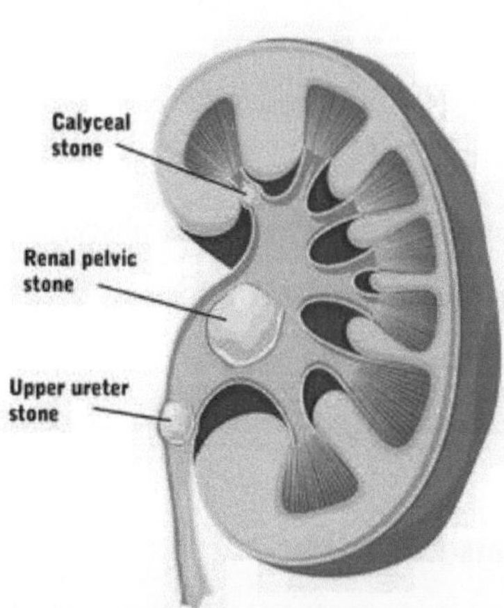

Figura 26. Pedras nos rins

B) Medidas médicas

- ✓ Controle e análise de urina para hemácias.
- ✓ Controle dos níveis de hemoglobina e hematócrito.
- ✓ Controle da oligúria e sintomas de choque hemorrágico.

- ✓ O controle preciso da presença de hematoma inclui a sensibilidade ao toque ao redor das costelas inferiores, vértebras lombares superiores, flancos e abdômen em termos de sensibilidade tátil, a presença de uma massa no abdômen ou nos flancos com sensibilidade local, inchaço e equimose.
- ✓ Controle de possíveis efeitos colaterais, como danos ao fígado, cólon e intestino delgado.
- ✓ Incentive o paciente a descansar na cama até que a urina fique clara.
- ✓ Comece a tomar antibióticos para evitar a infecção do hematoma ao redor do rim ou do urinoma (presença de um cisto urinário).

C) Medidas cirúrgicas

As intervenções cirúrgicas são necessárias em caso de sangramento e grandes lacerações. As complicações precoces após a cirurgia (por 6 meses) incluem ressangramento, formação de abscesso ao redor dos rins, infecção, micção, formação de fístula, formação de cálculos, cistos, aneurismas vasculares e falta de função renal e hipertensão como complicações tardias.

D) Medidas de enfermagem

- ✓ Identificar sintomas como dor abdominal e nos flancos, espasmos musculares e inchaço nos flancos.
- ✓ Incentive o paciente a ingerir líquidos.
- ✓ Identificar e relatar sintomas como febre, hematúria e dor no flanco.
- ✓ Incentive o paciente a aumentar gradualmente a atividade, o levantamento de peso e a direção.

- ✓ Acompanhamento cuidadoso dos sinais vitais, especialmente da hipertensão.
- ✓ Restrição de atividades cerca de um mês após a lesão para evitar sangramento secundário.
- ✓ Avaliar a função renal.

Fratura do pênis

É uma fratura da tônica albugínea e uma ruptura do carpo cavernoso.

A) Diagnóstico de enfermagem: dor, descoloração, edema.

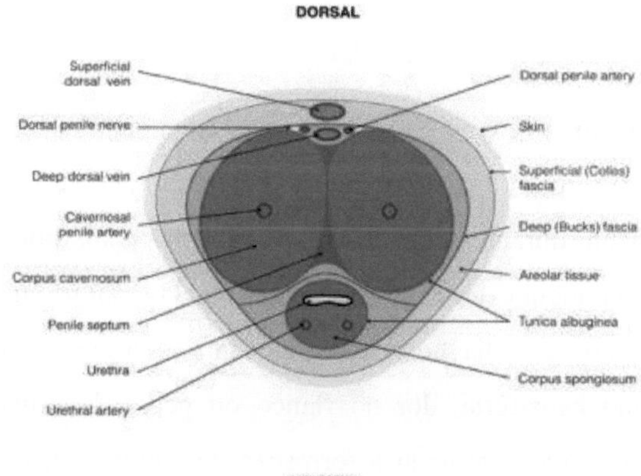

Figura 27. Diagrama de graduação da fratura peniana

B) Sintomas relatáveis: intimidade, masturbação, rolar, cair sobre o pênis durante a ereção.

C) Exame clínico: som de rachadura ou estalo, dor, relaxamento rápido, descoloração, inchaço da haste, ultrassom

D) Cuidados primários de enfermagem: IV, explicação das complicações pós-operatórias (não funcionamento), consulta com um cirurgião, antibióticos.

E) Intervenções: Reparo cirúrgico em caso de suspeita de fratura como uma emergência, exames de rotina, antibioticoterapia como ceftriaxona e prevenção de relações sexuais por até um mês

F) Complicações: fibrose, doença de Peyroniz, cordite.

G) Cuidados de enfermagem no pós-operatório: controle de curativos, controle de cateteres urinários, controle de sangramento, educação do paciente, uso de Cipro por até um mês, não assistir a vídeos provocativos, não ficar perto por um mês, ir à clínica após uma semana, remover o curativo.

Lesões do trato urinário

A) Trauma no ureter: A maioria dos traumas no ureter ocorre acidentalmente durante a cirurgia. Os ureteres podem ser cortados transversalmente durante a cirurgia pélvica. Ferimentos por facadas ou balas também podem causar traumas na bexiga. Os traumas interessantes geralmente não são diagnosticados até que ocorram manifestações clínicas, como hematúria, dor no flanco ou perda de urina. A perda persistente de urina pode levar à formação de fístulas, sepse, obstrução intestinal e uma massa palpável no peritônio. Os métodos de diagnóstico mais definitivos em tais casos são a punção venosa, a urografia intravenosa e o ultrassom. A anastomose término-terminal é usada preferencialmente para reparar defeitos da cirurgia. O vazamento grave requer quantidades significativas de urina para os tecidos ao redor do cirurgião para abrir o abdômen e esvaziar a urina.

B) Trauma na uretra: A queda com as pernas abertas sobre objetos como a barra de metal da bicicleta pode causar hematomas e ruptura da uretra devido à pressão súbita na virilha. 3 sintomas específicos são: sangue no trato urinário, incapacidade de excreção e bexiga dilatada. Primeiro, a urina é sanguinolenta. Mesmo quando o cliente consegue passar uma pequena quantidade de urina pela uretra, a micção pode fazer com que ela vaze para os tecidos ao redor e inche a virilha ou o escroto, causando necrose e sepse. Seja. As duas complicações mais comuns do trauma uretral são: estenose uretral e o risco de impotência em homens devido a danos ao corpo cavernoso, vasos sanguíneos ou nervos nessa área. Não há consenso sobre o método de tratamento. Alguns acreditam que a primeira etapa deve ser restaurar o fluxo de urina, seja por meio do cateter suprapúbico ou pela uretra. Outros preferem o reparo rápido da uretra com cirurgia, enquanto outros preferem esperar de duas a três semanas para ver se a uretra ao redor do cateter se recupera sem cirurgia. Durante o período de espera, o cliente deve ser monitorado quanto a infecções e perda persistente de urina.

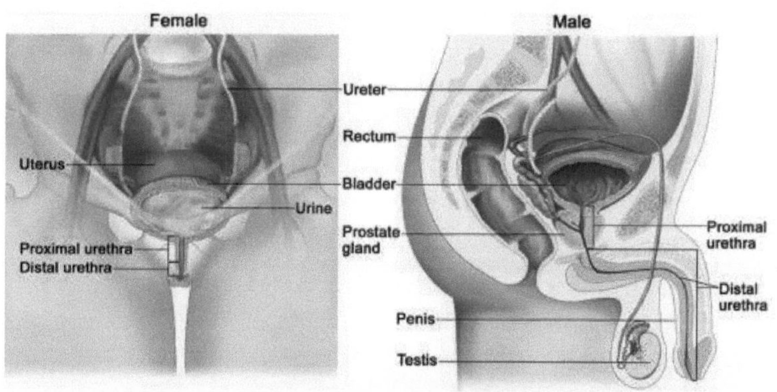

Figura 28. Lesão uretral

C) Trauma na bexiga: Geralmente causado por acidentes de carro e a causa é a pressão exercida pelo cinto de segurança sobre a bexiga. Quando a bexiga se rompe, a urina flui para a cavidade peritoneal. As complicações do acúmulo de urina incluem peritonite e celulite pélvica. As lesões da bexiga geralmente causam hematúria, dor no abdome inferior ou dor que se espalha para a bexiga. O cliente também pode ter dificuldade para urinar. Também podem ocorrer sintomas de peritonite. O primeiro tratamento para possíveis lesões na bexiga é a inserção de um cateter suprapúbico para controlar a hematúria ou a produção de urina. Em seguida, o reparo da parede começa com a cirurgia.

Capítulo V
Enfermagem Gastrointestinal

Úlcera péptica (PUD)

As úlceras do revestimento do estômago são chamadas de piloro e duodeno. A erosão é uma área que inicialmente se limita à mucosa e, eventualmente, chega até os músculos. Úlcera gástrica ou péptica: É o tipo mais comum de úlcera gástrica.

Essas úlceras se formam 1 polegada acima do piloro gástrico em uma área onde a gastrite é comum e tendem a cicatrizar em poucas semanas. Úlcera gástrica ou péptica: É provavelmente causada por uma ruptura da barreira da mucosa gástrica. Essa barreira é distinta da camada de glicoproteína da mucosa que cobre o epitélio gástrico e permite naturalmente que o HCL seja secretado no estômago sem danificar as células epiteliais. Uma válvula pilórica inadequada pode reduzir a produção de muco, as defesas naturais do estômago.

O retorno dos ácidos biliares através de um piloro defeituoso para o estômago pode romper essa barreira mucosa. A diminuição do fluxo sanguíneo da mucosa gástrica também pode alterar a barreira de defesa, tornando o duodeno mais vulnerável ao ácido gástrico e aos efeitos da pepsina. A taxa de recorrência da úlcera gástrica é menor do que a taxa de recorrência da úlcera duodenal. Existe a possibilidade de perda de peso, pois ocorre de 0,5 a 1 hora após a refeição e o vômito é comum. Ocorre devido a bactérias, gastrite, álcool, tabaco, AINEs e estresse.

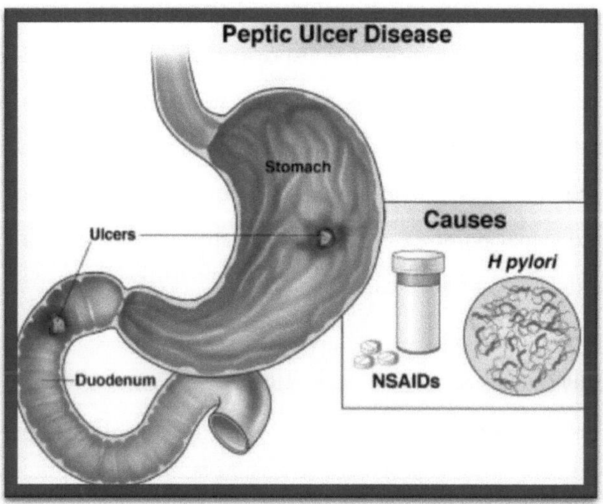

Figura 29. Úlcera péptica

O sangramento é maior e pode ser visto como vômito com sangue. As úlceras duodenais são mais comuns em homens e estão associadas ao aumento do ácido estomacal e ao ganho de peso. As úlceras duodenais são mais comuns do que as úlceras gástricas e geralmente ocorrem 1,5 cm abaixo do piloro e são caracterizadas pela secreção excessiva de ácido gástrico. Algumas estão associadas à secreção normal de ácido e ao rápido esvaziamento gástrico. A secreção excessiva de ácido resulta da expansão da massa celular da parede. Os estimulantes da secreção ácida incluem a ingestão de alimentos ricos em proteínas, o consumo de álcool, cálcio e a estimulação do nervo vago e, por fim, pacientes com úlceras duodenais têm esvaziamento gástrico mais rápido. A secreção excessiva de ácido e o esvaziamento rápido dos alimentos do estômago reduzem o efeito tampão dos alimentos e causam a presença de grandes quantidades de ácido no duodeno.

É possível que, no duodeno, o mecanismo inibitório e as secreções pancreáticas não sejam suficientes para controlar a acidez. Ocorre de 2 a

3 horas após a ingestão de alimentos e geralmente desperta à noite. É aliviada pela ingestão de alimentos. Apresenta menos sangramento do que as úlceras estomacais e é mais na forma de melena. Cirrose hepática, bactérias, tabagismo e estresse são outras causas predisponentes.
Observação: é mais provável que essas úlceras gástricas ocorram na mucosa duodenal porque esse tecido é incapaz de lidar com a atividade digestiva do ácido gástrico e da pepsina.

Fisiopatologia

Além da inflamação induzida pelo H. pylori como a primeira alteração fisiopatológica, foram propostos dois mecanismos distintos para o desenvolvimento da DPU. Acredita-se que o rompimento do revestimento epitelial da mucosa dentro do estômago cause a úlcera gástrica. Em circunstâncias normais, há uma conexão estreita e impenetrável entre as células epiteliais e a presença de uma camada mucosa de ação fraca que cobre a superfície do epitélio gástrico e impede que o HCL atravesse o lúmen gástrico. Na formação de uma úlcera péptica gástrica, é provável que a barreira difusa seja destruída pela presença prolongada de substâncias nocivas, como aspirina, AINEs, hormônio adrenocorticotrópico, cafeína, álcool, cortisona, mediadores quimioterápicos e secreção excessiva de suco gástrico.

Essas substâncias podem estimular a produção de ácido, causando danos às membranas mucosas e suprimindo a secreção de muco. Essas substâncias removem a mucosa superficial e destroem a membrana da célula epitelial com a liberação generalizada de ácido de volta à parede epitelial gástrica. A patogênese das úlceras pépticas duodenais é diferente da do estômago.

A secreção excessiva de ácido causa úlceras. A atividade do nervo vago aumenta em pessoas com úlceras duodenais. Especialmente durante os períodos de fome e de não comer, e à noite, o nervo vago estimula as células do antro pylori a secretar gastrina, e a gastrina se move pela corrente sanguínea, afetando as células da parede gástrica e forçando-as a secretar HCL. Outro fator que contribui para o desenvolvimento da DPU é o estresse emocional, que pode aumentar a secreção gástrica, o suprimento de sangue e a estimulação gástrica ao estimular os nervos talâmicos dos nervos vagos.

O efeito hormonal é exercido pelo hipotálamo por meio das glândulas adrenal e pituitária. Em pacientes afetados por reações de estresse, o sistema nervoso simpático faz com que os vasos sanguíneos duodenais se contraiam, tornando a mucosa mais vulnerável aos danos causados pelo ácido gástrico e pela pepsina. Devido à atividade do córtex adrenal, a produção de muco diminui e a secreção gástrica aumenta. Juntos, esses fatores aumentam a vulnerabilidade à cicatrização de feridas. As reações de estresse perturbam o equilíbrio entre a lesão e o defensor. O estresse prolongado causado por queimaduras, traumas graves e outras condições que podem causar úlceras de estresse ou gastrite podem causar estresse debilitante no trato gastrointestinal. A síndrome de Zollinger-Ellison é caracterizada pela secreção anormal de gastrina devido a um tumor raro das células das ilhotas de Langerhans.

As alterações fisiopatológicas resultantes dessa síndrome incluem hipergastrinemia (aumento da gastrina no sangue) e diarreia secundária à má absorção de gordura. A má absorção de gordura resulta de uma diminuição da lipase inativa, do duodeno pancreático ou de danos induzidos por ácido nos apêndices semelhantes a dedos (Willie). Além do aumento da secreção gástrica devido aos efeitos nutricionais da gastrina, também ocorre hiperplasia da mucosa gástrica. O objetivo do tratamento da síndrome de Zollinger-Ellison é suprimir a secreção ácida.

As feridas curadas se recuperam facilmente. As feridas não tratadas ou aquelas que não respondem ao tratamento podem causar uma onda de perfuração, hemorragia ou bloqueio que pode exigir tratamento cirúrgico. Algumas feridas reaparecem após a cicatrização, especialmente se os fatores de risco para essas feridas não melhorarem.

A) Tipos de ferimentos

A1) Úlcera de estresse: Uma ferida que ocorre devido a situações como queimaduras, infecções graves e ocorre com mais frequência em pacientes com ventilador. Os clientes que estão gravemente doentes são propensos a úlceras de estresse. Por exemplo, em 78% das pessoas que sofreram mais de 35% de queimaduras, o estresse altera a mucosa gástrica dentro de 72 horas após a queimadura. As úlceras de estresse são caracterizadas por abrasões superficiais do estômago, geralmente acompanhadas de hemorragia gástrica grave e indolor.

O paciente em particular tem várias feridas que geralmente são pequenas e superficiais e não se estendem além da mucosa muscular. Essas feridas podem sangrar. O mecanismo que causa as úlceras de estresse não é claro, mas é provável que envolva isquemia. Na presença de ácido, a isquemia pode causar gastrite erosiva e úlceras. O aumento da liberação reversível de íons de hidrogênio e a diminuição do fluxo sanguíneo da mucosa também podem contribuir para as úlceras de estresse. O baixo pH gástrico (alta acidez) é essencial para a formação e o desenvolvimento de úlceras de estresse. As úlceras de estresse estão associadas a poucos sintomas.

Essas feridas geralmente são indolores, a menos que ocorra perfuração, o que é raro. O sangramento gastrointestinal superior é o melhor sinal de úlceras de estresse. Cerca de 10% dos pacientes apresentam anorexia antes do sangramento, mas geralmente não há sinais de alerta. Quando as úlceras de estresse causam sangramento grave, a taxa de mortalidade aumenta em cerca de 50%.

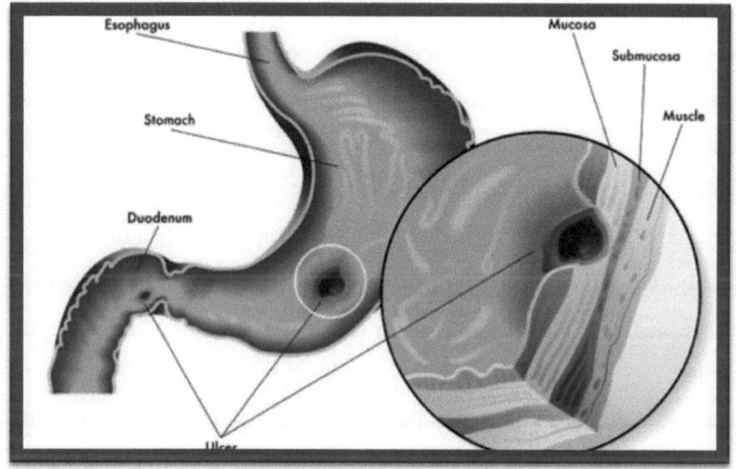

Figura 30. Úlcera enrolada

A2) Úlcera de Cushing: Um tipo de úlcera gástrica em lesões cerebrais que são mais profundas do que o tipo anterior e podem ocorrer no esôfago, estômago ou duodeno.

A3) Úlcera de ondulação: geralmente ocorre 72 horas após queimaduras graves.

A4) Úlcera gástrica ou péptica: Ocorre com mais frequência na parte superior do epigástrio e está localizada à esquerda da linha média, enquanto a dor duodenal ocorre no epigástrio direito. A dor também está relacionada ao tamanho ou à quantidade de tecido fibrótico ao redor da ferida.

A5) Úlceras duodenais: Nas úlceras duodenais, a dor persistente nas proximidades da linha média posterior entre a sexta e a décima vértebras do tórax se estende para o quadrante superior direito e pode indicar ruptura da parede posterior do duodeno. Também pode haver uma sensação de saciedade ou fome. A dilatação da vesícula biliar causa dor epigástrica que pode se espalhar para as costas e o tórax.

A secreção de HCL pode causar edema e inflamação, resultando em dor, ou pode ser causada por alterações motoras associadas ao aumento da pressão intragástrica, espasmo e aumento da motilidade gástrica, o que geralmente está associado à dor. Além disso, a dor na ferida tende a ocorrer em intervalos específicos. Os pacientes com úlcera duodenal geralmente têm apetite normal, a menos que o piloro esteja obstruído. Carcinoma, úlcera gástrica ou gastrite podem causar anorexia, perda de peso e disfagia. Úlcera gástrica ou péptica: É a causa mais comum de vômito no duodeno. O vômito também ocorre com mais frequência quando a úlcera está na região ilíaca ou no antro do estômago. O vômito é causado por estase gástrica ou obstrução pilórica, e o paciente geralmente vomita alimentos não digeridos.

Náuseas e vômitos graves podem indicar ruptura do esôfago. Os pacientes com úlceras geralmente sangram quando a úlcera danifica e corrói um vaso sanguíneo. O sangramento pode ocorrer na forma de hemorragia extensa ou na forma de sangue oculto com descarga lenta. Estima-se que 25% dos pacientes com úlceras gástricas podem apresentar sangramento. A azia, acompanhada de azedume e arrotos, tem maior probabilidade de ocorrer quando o estômago está vazio.

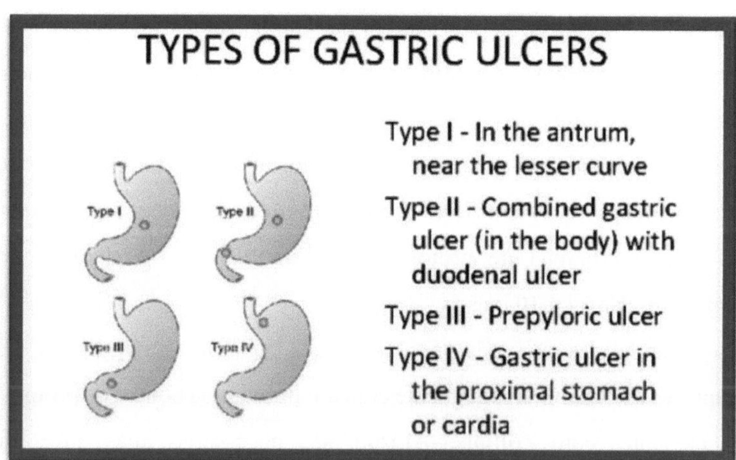

Figura 31. Tipos de úlceras gástricas

B) Manifestações clínicas: O principal sintoma das feridas é uma dor intensa, em queimação, quase em cãibras e excruciante. A dor está claramente relacionada à alimentação. Nas úlceras gástricas, o alimento pode causar dor e aliviar o vômito. Os pacientes com úlcera duodenal sentem dor quando o estômago está vazio, e o problema pode ser aliviado pela ingestão de alimentos ou antiácidos. Os pacientes descrevem a dor como localizada em uma área de 2 a 10 cm de diâmetro entre o xifoide e o cordão umbilical.

C) Diagnóstico: A endoscopia é o método de diagnóstico preferido. Também são realizados exames de deglutição de bário, sangue oculto nas fezes periodicamente, atividade secretora gástrica, teste de ureia e teste de anticorpos contra Helicobacter pylori. A diminuição da HCT e da Hb pode indicar sangramento.

D) Tratamento: O principal objetivo da intervenção na úlcera péptica é proporcionar descanso e conforto ao estômago. As soluções incluem neutralizar ou tamponar o HCL, inibir a secreção de ácido, reduzir a atividade da pepsina e do HCL e erradicar o H. pylori do trato gastrointestinal. A medicação é o uso combinado de antibióticos, inibidores da bomba de prótons e sais de bismuto. A duração do tratamento é de 14 a 10 dias.

Para tratar feridas causadas por AINEs, são prescritos antagonistas dos receptores de histamina juntamente com um inibidor da bomba de prótons. Em pacientes com Zollinger-Allison, são necessárias altas doses de antagonistas do receptor H2 e um medicamento para redução da gastrina chamado sandostatina. A redução do estresse e do repouso requer medidas físicas e psicológicas que são possíveis com a cooperação do paciente e de sua família.

Durante a fase aguda da doença, o paciente geralmente precisa de uma dieta com pouco sal, nutritiva e pobre em fibras. Recomenda-se também parar de fumar e modificar a dieta, como evitar alimentos irritantes, fazer três refeições por dia e não consumir muito leite e creme. Comer com mais frequência não é recomendado atualmente, pois os bloqueadores de histamina atenderam a essa necessidade. A administração de solução salina em temperatura ambiente, vasopressina e embolia arterial (via angiografia) são formas de controlar a hemorragia da úlcera péptica.

Durante os primeiros dias de sangramento, o pH do estômago deve ser mantido entre 5,5 e 7. Para manter o pH nesse nível por 4 dias ou de acordo com as instruções dos antagonistas do receptor H2, ele é administrado por via intravenosa e depois por via oral. O paciente recebe prescrição de antiácidos por uma semana para suplementar os antagonistas dos receptores H2. Os antiácidos são administrados 1 hora antes ou 2 horas depois dos antagonistas dos receptores H2 para evitar interferir na absorção desses medicamentos. O paciente pode precisar tomar antiácidos a cada 30 minutos depois de começar a ingerir alimentos e líquidos.

Tabela 1. Procedimentos cirúrgicos em úlceras gastrointestinais

Mais detalhes	Descrição da ação	tipo de ação
Isso pode ser feito para reduzir a secreção de ácido gástrico. Geralmente, é realizado um procedimento de drenagem para ajudar a esvaziar o estômago. Alguns pacientes podem apresentar plenitude, síndrome de dumping, diarreia e gastrite.	Interrupção do nervo vaginal, que reduz a produção de ácido gástrico ao diminuir a estimulação nérgica geral e reduz a sensibilidade das células da parede gástrica à gastrina. Essa cirurgia pode ser realizada de forma aberta ou por laparoscopia ou toracoscopia.	**Vagotomia**
Esse método é usado principalmente para reduzir a secreção de ácido e reduzir a motilidade do estômago e dos intestinos, e a taxa de recorrência da ferida é de 10 a 15%.	Corte os nervos direito e esquerdo do vago no ponto em que eles entram no estômago a partir do final do esôfago.	**Vagotomia troncular**
	Corte o nervo vago exclusivamente no	**Vagotomia eletiva**

	estômago, mantendo a inervação de outras partes do abdômen.	
Não há necessidade de drenagem sem causar síndrome de dumping. A taxa de recorrência da ferida é de 10 a 15%.	Depleção nervosa das paredes celulares secretoras de ácido, mantendo a desnervação do antro gástrico e do piloro.	**Vagotomia proximal**
Geralmente é realizada com uma vagotomia seletiva ou de tronco, pois nesses procedimentos haverá um atraso no esvaziamento do estômago devido à redução da inervação nervosa.	Procedimento cirúrgico no qual é feita uma incisão longitudinal no piloro e, em seguida, suturada transversalmente para relaxar o músculo e ampliar a abertura.	**Piloroplastia**
Ela pode ser realizada com uma vagotomia do tronco. O paciente pode apresentar sintomas de plenitude, síndrome de dumping e diarreia. A taxa de recorrência da ferida é inferior a 1%.	Remoção da parte inferior da parte anterior do estômago, juntamente com a remoção de uma pequena parte do duodeno e do piloro. O restante do estômago se conecta ao duodeno.	**Antrectomia**
Os efeitos colaterais incluem síndrome de	Remoção da parte inferior (antro) do estômago	**Belarus II**

dumping, anemia, má absorção e perda de peso. A taxa de recorrência da ferida é de 10 a 15%	juntamente com a fixação da parte restante ao jejuno.	

Cuidados de enfermagem para um paciente com úlcera péptica

A) Aliviar a dor, prescrever analgésicos, não consumir alimentos estimulantes, usar métodos para reduzir ou neutralizar o estresse.

B) Monitoramento e tratamento de possíveis sangramentos. (O sangramento é a complicação mais comum que ocorre em 10 a 20% dos pacientes):

- ✓ Exame dos sinais vitais, tontura e náusea.
- ✓ Investigação de Hb e Hct.
- ✓ Exame da excreção urinária a cada hora (exame de oligúria e anúria).
- ✓ Reposição de sangue perdido.

C) Monitoramento do paciente quanto a perfuração e ruptura:

- ✓ Colocar NGT.
- ✓ Enxágue e remova o conteúdo do estômago.
- ✓ Uma cirurgia imediata, como uma ruptura, pode causar peritonite.
- ✓ Exame para detectar peritonite.

Observação: Quando o sangramento é grave, a maior parte do sangue é vomitada. O sangue vomitado pode ser vermelho vivo ou parecer grãos de café. Essa descoloração se deve à oxidação da hemoglobina e sua conversão em metemoglobina.

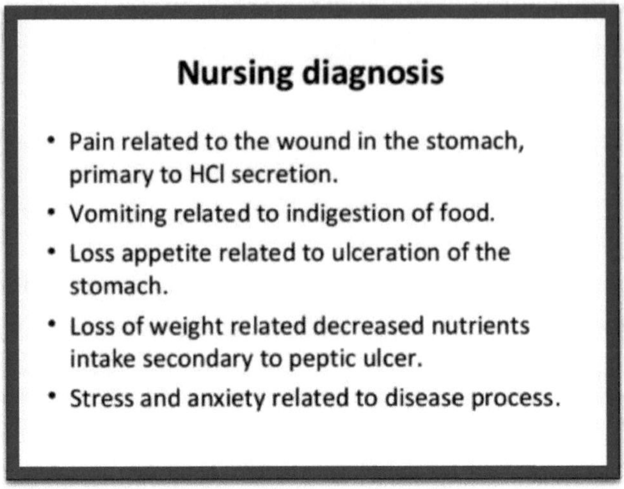

Nursing diagnosis

- Pain related to the wound in the stomach, primary to HCl secretion.
- Vomiting related to indigestion of food.
- Loss appetite related to ulceration of the stomach.
- Loss of weight related decreased nutrients intake secondary to peptic ulcer.
- Stress and anxiety related to disease process.

Figura 32. Úlcera péptica

Observação: os sintomas de ruptura incluem dor súbita e intensa na parte superior do abdome, vômito e colapso, abdome muito duro ou sensível, diminuição da PA e batimentos cardíacos acelerados.

Observação: os sintomas de obstrução pilórica incluem náusea e vômito, inchaço, dor epigástrica, anorexia, constipação e perda de peso.

As medidas de enfermagem e cuidados quando ocorre um sangramento são:

- ✓ Linha IV para injeção de ringer lactato e solução salina normal.
- ✓ Monitoramento contínuo de HB e HCt.
- ✓ NGT incorporado.
- ✓ Colocação de cateter de Foley para verificar o débito urinário.
- ✓ Verifique o pH estomacal a cada 1 hora para administrar antiácidos se for menor que 4.
- ✓ Lavagem com solução salina normal.
- ✓ Avaliação dos sinais vitais, O2Sat e terapia com O2.
- ✓ Posição de choque ou deitado de lado para remover o vômito.

✓ Tratamento do choque hipovolêmico.

Se o sangramento não parar, é indicada a embolização seletiva e, ao final da cirurgia, se o sangramento recomeçar 48 horas após o tratamento interno ou se forem necessárias mais de 10 unidades de sangue em 24 horas.

Obesidade

A) Definição de obesidade: Pessoas com IMC > 30 ou 2 vezes o peso ideal são chamadas de obesas.

B) Tratamento da obesidade:

B1) Tratamento médico: dieta, exercícios, modificação de comportamento. Uma dieta balanceada para perda de peso que produza 500-1000 Kcal a menos do que sua ingestão diária total de energia deve ser capaz de perder de 1 a 2 quilos de peso por semana. Os clientes em dietas de baixa caloria devem consumir 60 gramas de proteína diariamente.

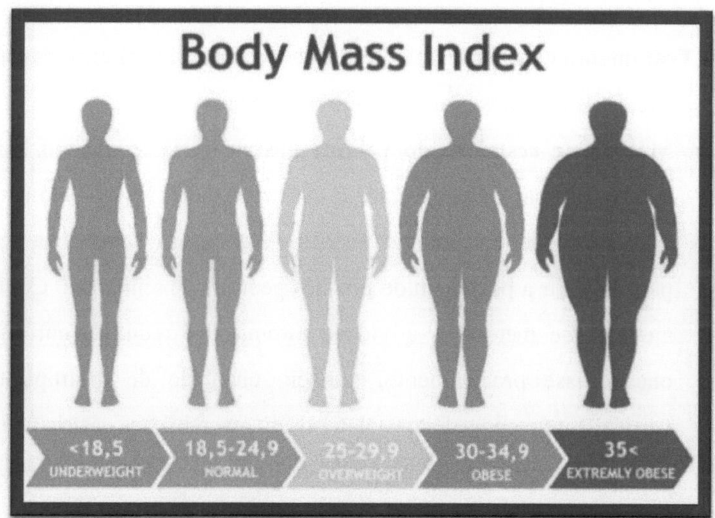

Figura 33. Índice de massa corporal

B2) Tratamento medicamentoso

- ✓ **C-butramina:** reduz o apetite ao inibir a reabsorção de serotonina, norepinefrina e dopamina. A c-butramina aumenta a pressão arterial e não deve ser usada em pessoas com doenças cardiovasculares ou renais. Prisão de ventre, boca seca, dor de cabeça e insônia são outros efeitos colaterais da c-butramina.
- ✓ **Orlistat:** que reduz a ingestão de calorias ao se ligar à lipase no estômago e no pâncreas, impedindo a digestão de gorduras, e seus principais efeitos colaterais são: aumento dos movimentos intestinais esfumaçados, diminuição do fluxo biliar e diminuição da absorção de algumas vitaminas.
- ✓ **Zonisamida:** a dieta de baixa caloria é outro tratamento medicamentoso.

B3) Tratamento com cirurgia: A cirurgia bariátrica é uma cirurgia para obesidade. Dois métodos cirúrgicos são usados atualmente:

- ✓ **Método de restrição do volume gástrico:** Nesse método, uma coluna vertical é criada entre o esfíncter esofágico e o esfíncter gástrico-duodeno e um anel sistólico é colocado logo acima dele para impedir a passagem de grandes pedaços de alimentos. Com a ajuda desse método, a atividade estomacal é reduzida em duas onças. Esse procedimento, também chamado de gastroplastia vertical, tem menos efeitos colaterais do que o bypass gástrico, mas também é menos eficaz na perda de peso. As diretrizes dietéticas fazem parte dos cuidados pós-operatórios para esses clientes, enfatizando o consumo de alimentos de baixa caloria e de grandes refeições. Além disso, esses clientes são aconselhados a tomar multivitaminas mastigáveis ou líquidas diariamente.

- ✓ **Método de limitação de volume, além de criar uma absorção inadequada (método de bypass gástrico):** Nesse método, o fluxo de alimentos não passa por uma parte do duodeno e, como resultado, os nutrientes não são absorvidos o suficiente e ocorrem manifestações de excreção em caso de acúmulo e concentração dos açúcares consumidos. A cirurgia de bypass gástrico é um procedimento comum nos Estados Unidos e é usada quando há muita perda de peso e a cirurgia é a menos arriscada para o cliente. Aproximadamente 30% dos clientes apresentam perda de peso no primeiro ano, e a maior parte dessa perda de peso persiste por mais de 14 anos. As instruções dietéticas para o bypass gástrico são semelhantes às da gastroplastia, enfatizando a importância de evitar doces para controlar as manifestações da síndrome excretora. Complicações da cirurgia bariátrica: sangramento (mais importante), coágulos sanguíneos, obstrução intestinal, hérnia de incisão cirúrgica, infecção, síndrome de dumping, diarreia ou constipação, desnutrição.

Cuidados de enfermagem de um paciente submetido à cirurgia bariátrica

- ✓ Semelhante à gastrostomia.
- ✓ A atenção às complicações pós-operatórias precoces é essencial.

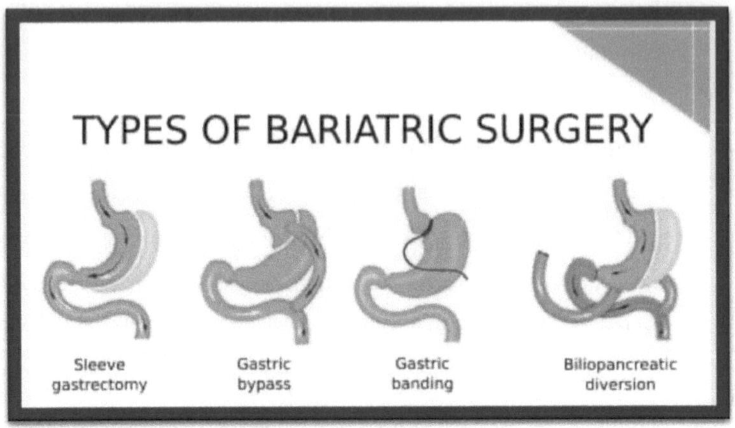

Figura 34. Métodos bariátricos

Complicações tardias da cirurgia bariátrica

- ✓ Formação de cálculos biliares e reobesidade.
- ✓ O paciente é ensinado que a dieta inclui a ingestão de 5 a 6 pequenas refeições com 600-800 calorias e o consumo de líquidos.
- ✓ Beba água 90 minutos após cada refeição até 15 minutos antes da próxima refeição.
- ✓ Caminhe pelo menos 30 minutos por dia.
- ✓ Evite bebidas alcoólicas, sucos e refrigerantes.
- ✓ Evite beber líquidos com alimentos.
- ✓ Coma devagar e mastigue bem os alimentos.
- ✓ Oriente o paciente de que, se comer demais ou ingerir muitos líquidos com alto teor calórico, ocorrerão vômitos e dilatação dolorosa do esôfago.
- ✓ O pós-operatório até 2 anos de gravidez é proibido.

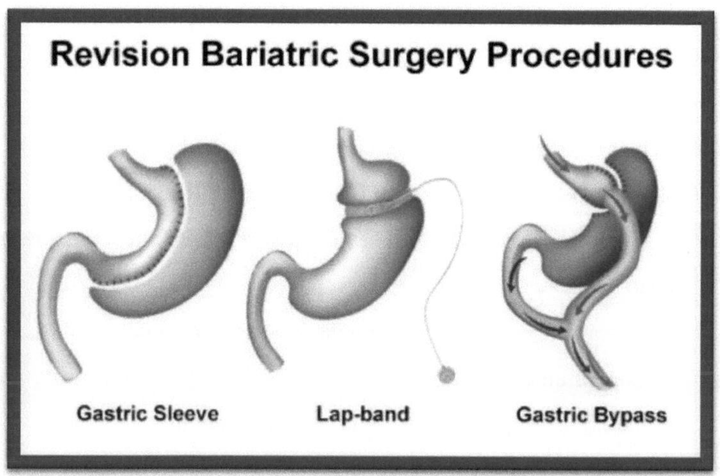

Figura 35. Procedimentos de cirurgia bariátrica de revisão

Apendicite

O apêndice é regularmente preenchido com alimentos e esvaziado no cólon. Se o dreno não for bem drenado, existe a possibilidade de infecção e obstrução. A apendicite é a causa mais comum de inflamação aguda na RLQ. É uma condição na qual o apêndice fica inflamado e inchado e se enche de pus. Quando o apêndice é bloqueado, a pressão dentro do ducto aumenta, levando à diminuição da drenagem venosa, trombose, edema e invasão bacteriana da parede intestinal. Após o início da obstrução, o apêndice torna-se cada vez mais sanguinolento e quente e é coberto por um exsudato que progride para gangrena e perfuração.

A) Manifestações clínicas: Dor que começa na região epigástrica ou ao redor do umbigo e se espalha para o RLQ quando as camadas serosas do intestino são envolvidas. A dor é intermitente no início, mas depois se torna persistente. O paciente protege a área dolorida contraindo as pernas para aliviar a pressão sobre os músculos abdominais.

- ✓ Febre leve.
- ✓ Náusea e vômito.
- ✓ Diminuição do apetite.
- ✓ Sensibilidade do ponto de Mc Burney (rebote de sensibilidade).
- ✓ Sinal de ascensão (tocar o LLQ causa dor no RLQ).
- ✓ A dor lombar indica a presença de uma ponta de apêndice atrás do ceco.
- ✓ Dor retal a presença de uma ponta de apêndice na pélvis.
- ✓ A dor durante a defecação e a micção indica a presença de uma ponta no reto e perto da bexiga, respectivamente.

Se o apêndice se romper, a dor se espalha e o abdome do paciente fica rígido e plano, e o inchaço é causado pelo íleo paralítico. O uso de laxantes ou laxantes na apendicite leva à perfuração.

B) Diagnóstico: Exame físico, laboratorial e radiológico. A imagem abdominal mostra uma congestão na RLQ ou dilatação local do intestino.

C) Complicações: A complicação mais importante é a perfuração que leva ao peritônio ou abscesso. Outra complicação é a inflamação da veia porta devido à embolia. Os sintomas da apendicite são mais vagos nos idosos do que nos jovens e a probabilidade de ruptura é maior.

D) Tratamento: É necessária uma cirurgia imediata (dentro de 24 a 48 horas após o início dos sintomas). Antibióticos e fluidos intravenosos são recomendados antes da cirurgia e, em seguida, a laparotomia ou laparoscopia é realizada para a apendicectomia.

E) Cuidados de enfermagem: reposição de fluidos perdidos, manutenção da função renal, antibióticos profiláticos, evitar enema de bário, colocação de NGT em caso de íleo (após a cirurgia intestinal, os movimentos intestinais esfumaçados são interrompidos por 24-48 horas, portanto, o NGT é instalado para drenar fluido e gás para evitar náusea e vômito como resultado da aspiração. Evita o edema e a pressão na linha de sutura e facilita o fluxo sanguíneo para as suturas.

Para reduzir a dor, sulfato de morfina para aliviar a dor, em caso de recorrência dos ruídos intestinais, ingestão de líquidos (após todas as cirurgias gastrointestinais, o critério para iniciar a ingestão de líquidos é ouvir os ruídos intestinais), nos dias 5 a 7 após a sutura, atividade normal 4 a 2 semanas após a cirurgia, exame para verificar se há sangramento secundário e obstrução intestinal, treinamento sobre curativos e controle de feridas, incentivando o paciente a movimentar as pernas.

Divertículos

A expressão da bolsa, como o revestimento intestinal, está entre os defeitos que surgiram na camada muscular. A maioria ocorre no cólon sigmoide. O diuretilol ocorre quando a alta pressão do ducto do cólon, o baixo volume do cólon (regime de baixa fibra) e a redução da força muscular da parede do cólon, as membranas mucosas e o substrato do cólon através de sua parede muscular . O diuretilol é chamado de diverticulite devido à continuidade da obstrução inflamada.

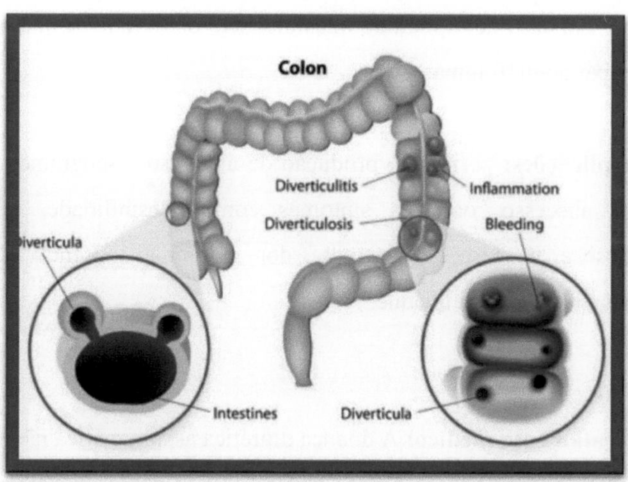

Figura 36. Diagrama de diverticulite e diverticulose

A) As causas dos divertículos: suas possíveis causas são dieta pobre em fibras e talento congênito.

B) Manifestações clínicas: Prisão de ventre crônica, diarreia alternada, dor de Crampi LLQ associada a febre, náusea, vômito, fezes estreitas e desaparecimento. Se ocorrer inflamação na área adjacente da bexiga, pode ocorrer frequência urinária. A força ao eliminar, tossir e levantar coisas pesadas pode aumentar a pressão dentro do abdômen e aumentar os sintomas como diarreia, constipação, dor, eliminação de muco e gases, e o médico pode sentir uma massa sensível ao toque nas avaliações da bagagem retal. A expansão da inflamação para órgãos adjacentes pode levar à fístula ou peritonite da bexiga ou da vagina. A inflamação frequente pode causar estreitamento e obstrução intestinal.

C) Achados de investigação e diagnóstico: A colonoscopia é um método aprovado. A tomografia computadorizada é usada para detectar o abscesso. Em caso de ruptura do intestino, será observado acúmulo de ar livre abaixo do diafragma.

D) Complicações: peritonite, produção de abscesso e sangramento. No caso de abscesso, ocorrem sintomas como sensibilidade, febre e leucocitose e, no caso de peritonite, dor abdominal, ausência de som intestinal e sintomas de choque.

E) Tratamento

- ✓ **Tratamento médico:** A doença diurética assintomática não requer nenhuma terapia específica, exceto a modificação nutricional, e a doença leve pode ser tratada com o uso de uma dieta periférica e a prevenção da constipação com o uso de amaciante e volumétrico (hidrofílico coloidal). Recomende ao paciente que qualquer alteração no padrão de excreção intestinal (constipação ou diarreia) ou nas fezes (sangue, muco) ou febre, dor abdominal ou sintomas urinários.

A diverticulite pode ser tratada protegida por intervenção médica por meio do repouso do intestino. No início dos sintomas da diverticulite, são prescritos repouso, alojamento e antiespasmo. Primeiro, é prescrito o regime de fluidos e, em seguida, recomenda-se a redução da inflamação por meio de uma dieta com fibras e baixo teor de gordura. Durante 7 a 10 dias, são prescritos antibióticos. Esse regime aumenta o volume das fezes e reduz o tempo de parada das fezes no cólon e, como resultado, evita o aumento da pressão. O aumento do volume fecal também é usado. Pessoas com sistema imunológico deficiente e idosos geralmente são internados no hospital e ficam em NPO. As soluções intravenosas são usadas e o NGT é colocado. O MePardin é administrado para aliviar a dor (a morfina não se aplica devido ao aumento da pressão do ducto). São administrados medicamentos antimicrobianos (brometo de oxigênio e ciclina) e amaciantes de fezes.

- ✓ **Tratamento cirúrgico:** Use antibióticos amplos por 10 a 7 dias. Com sintomas de desconto, é necessária uma dieta pobre em fibras para reduzir os sintomas da infecção. Em caso de complicações, deve ser realizada uma cirurgia urgente. Se o abscesso for prescrito através da pele evacuada de antibióticos intravenosos, e após a diminuição da inflamação (quase 6 semanas depois), a cirurgia é realizada.

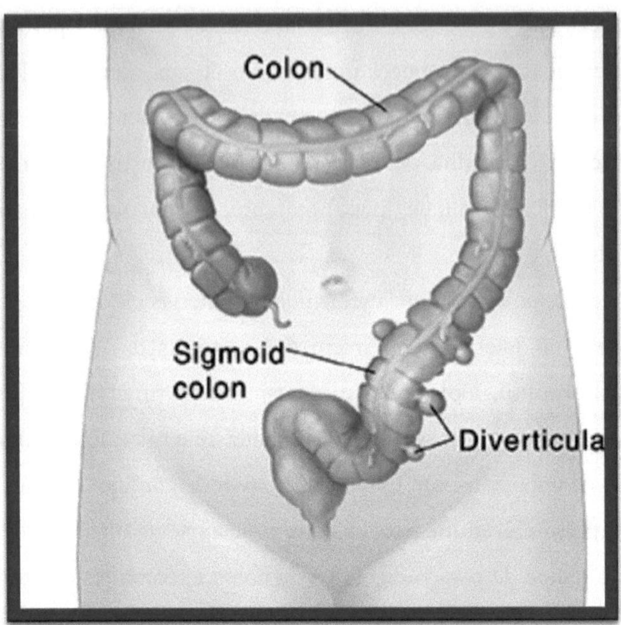

Figura 37. Vista frontal do cólon com bolsas de divertículos na parte inferior

Cuidados de enfermagem

- ✓ **Estabelecimento de um padrão natural:** Ingestão diária de 2 litros de líquidos, alimentos macios que contenham fibras, como cereais preparados ou legumes cozidos para aumentar o volume das fezes e estimular os movimentos de defumação, exercícios físicos para melhorar a tonicidade dos músculos abdominais, ingestão diária de suplementos para aumentar o volume fecal como metamillia. Pode ser usado o envoltório de óleo (inserção de óleo quente no reto) para amolecer as fezes.
- ✓ **Aliviar a dor:** Prescrição de moradia e prescrição de antiespasmos.
- ✓ **Monitoramento de complicações:** O foco dos cuidados de enfermagem baseia-se na prevenção de complicações. O enfermeiro

deve examinar os sinais de ruptura do intestino (aumento da dor, sensibilidade e rigidez abdominal, aumento de leucócitos, aumento da VHS, taquicardia, aumento da temperatura e redução da pressão arterial).

Peritonite

A peritonite é uma inflamação da membrana peritoneal. O peritônio é uma bolsa de duas camadas e meia camada preenchida com líquido ML150. Essa bolsa cobre todos os órgãos da cavidade abdominal. Como essa bolsa é bem neuronizada por nervos somáticos (do corpo físico), a estimulação da parede do peritônio cobre as cavidades abdominal e pélvica e causa dor aguda e completamente tópica. A peritonite pode ser primária ou secundária.

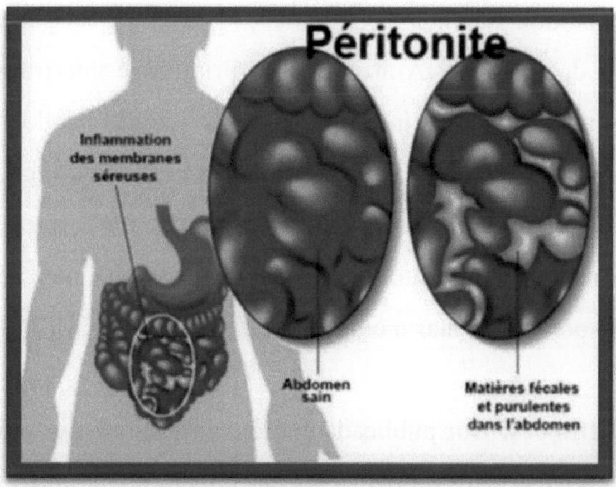

Figura 38. Órgãos peritoneais de Cavite

A) Causas da peritonite: A principal causa da inflamação tem origem no tubo digestivo, no ambiente externo e no fluxo sanguíneo. O flúor natural do intestino, quando entra no espaço peritoneal estéril, causa infecção. O organismo E. coli, Staphylococcus, estreptococos e pneumococos mais comuns estão envolvidos nesse problema. O peritônio pode causar uma reação inflamatória e impedir a condição generalizada e grave do fator de estímulo e interromper a atividade do agente da infecção para combater a infecção a partir da expansão de um processo infeccioso local.

Não há fator de risco para a criação de peritonite, pois essa condição é outro problema. Outros fatores incluem ruptura ou gangrena da vesícula biliar, perfuração de úlcera péptica, perfuração intestinal, câncer gástrico secundário ou distúrbios inflamatórios intestinais, obstrução intestinal, úlceras penetrantes e outras condições (como pancreatite, trombose vascular mentorial).

B) Fisiopatologia: A propriedade gera efeitos sistêmicos graves. Alterações na circulação sanguínea, deslocamento de líquidos e problemas respiratórios podem causar distúrbios de fluidos e eletrólitos graves. A reação inflamatória para lidar com a infecção leva mais sangue para a área inflamatória do intestino. A atividade da prionina é interrompida, e os líquidos e o ar no lúmen do intestino são retidos, aumentando a pressão e exacerbando a secreção de líquidos no intestino. Portanto, o volume de sangue em circulação diminui. O paciente sofre com a respiração devido à dor abdominal e ao aumento da pressão dentro do abdômen. O processo inflamatório pode aumentar o oxigênio.

C) Demonstrações: Dor publicada que é contínua e tópica adjacente ao local da inflamação, sensibilidade e inchaço abdominal, rigidez muscular, rigidez da sensibilidade, vozes reduzidas e íleo paralisia, aumento da temperatura e do pulso, além de náuseas e vômitos.

D) Diagnóstico: Aumento de leucócitos e principalmente de neutrófilos e redução de Hb e HCT, alteração de Na e K e CL, presença de ar e líquido na foto simples de abdome e abscesso no exame de abdome.

E) Complicações: Tóxico séptico (a principal causa de morte), choque causado por hipofemia ou sepse, obstrução intestinal causada por aderência.

F) Tratamento: A reposição de fluidos coloidais e eletrólitos é a ação mais importante. São usados medicamentos anti-vômitos e antibióticos de amplo espectro. Colocação de tubos e tubos de sucção para reduzir o inchaço e oxigênio para evitar problemas respiratórios.

G) Cuidados de enfermagem: requer cuidados especiais. Avaliação da pressão arterial e da pressão venosa central e da pressão exógena urinária em caso de choque, exame contínuo dos sinais vitais e do equilíbrio de fluidos e eletrólitos, prescrição de medicamentos sob a opinião do médico, para colocação mais confortável da posição de perda e dos joelhos, são recomendados para reduzir a pressão sobre os órgãos abdominais, que causa alívio da dor e cuidar dos impulsos e evitar que eles se coloquem.

Ileus

Defeitos relativos ou completos na face do conteúdo intestinal são conhecidos como obstrução dos rios, e cerca de 90% da obstrução intestinal ocorre no intestino delgado. Especialmente no íleo, que é a parte mais estreita do intestino. A obstrução intestinal estreita é comum como emergência cirúrgica. A obstrução do intestino delgado pode ser causada pelo estreitamento do lúmen intestinal devido a inflamação, neoplasia, adesão, hérnia ou torção ou congestão intestinal, bloqueio de alimentos ou pressão de fatores externos. Ileus Flag, problemas vasculares como embolia, trombose e hipocolemia causada por divertículos ou substâncias anti-hipertensivas podem causar obstrução do intestino delgado. Pneumonia dos lobos pulmonares, peritonite e pancreatite causam paralisia intestinal na área infecciosa. Aproximadamente 80% do agente de obstrução do bulbo é o câncer, que ocorre mais no cólon sigmoide. Outros fatores incluem diverticulite, colite ulcerativa e cirurgia abdominal prévia.

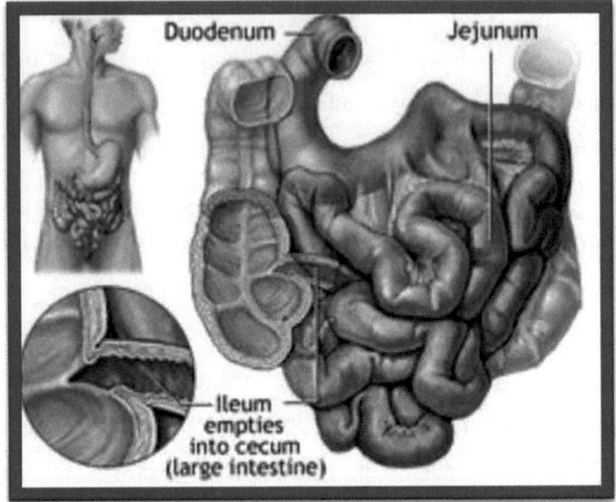

Figura 39. Íleo

A) Causas da obstrução intestinal: os fatores que causam a obstrução intestinal podem ser mecânicos, neurológicos (relacionados aos nervos) ou vasculares.

A1) Fatores mecânicos:

✓ **Adesão:** A aderência é a causa mais comum de obstrução no intestino delgado e no intestino grosso. As aderências após a cirurgia abdominal são causadas por motivos desconhecidos. Alguns pacientes apresentam grandes aderências. Os fatores de estímulo que permanecem na cirurgia abdominal são intensificados. Esses parágrafos fibrosos causam Oscars e circulam ao redor e em uma parte do intestino, e então os círculos podem ser convertidos em canhões que enroscam os intestinos ao redor deles.

- ✓ **Hérnia:** A hérnia pode causar obstrução ou um efeito sobre a obstrução, dependendo do tamanho da hérnia. A hérnia de conteúdo sempre gera obstrução, porque o intestino não pode funcionar sem sangue.
- ✓ **Torção:** A torção é uma turbulência de rios comumente fundada em torno de um centro fixo local, como um tumor ou um suplemento de diurético na cavidade abdominal. Esse problema pode causar infarto intestinal e criar um intestino delgado ou grosso. Às vezes, a torção pode ser corrigida sem intervenção cirúrgica. A remoção bem-sucedida da pressão do intestino pelo tubo longo canaliza a pressão da extremidade proximal do intestino, permitindo assim a torção do intestino delgado.
- ✓ **Emaranhado:** Às vezes, o corte do intestino é mais complicado. Essa situação é frequentemente associada a um tumor no intestino grosso. A função prostática causa o afundamento do intestino proximal na seção distal, e as úlceras dentro da parede geralmente causam colaboração.

B) Fatores neurológicos: os fatores neurológicos são responsáveis por criar uma obstrução (funcional), que é o tipo mais comum de obstrução intestinal. A obstrução funcional que o íleo também é lido, devido à falta de atividade de peristaltismo, e geralmente ocorre após uma cirurgia abdominal. O intestino interrompe sua função por mais de 72 horas, o que resulta na resposta do nervo simpático ao dano peritoneal. O excesso de procedimentos cirúrgicos no intestino e na região peritoneal pode causar problemas neurológicos após a cirurgia. Outras causas de paralisia do íleo incluem impacto, hipocalemia, infarto do miocárdio e insuficiência vascular.

B1) Tratamento: Inclui aspiração da secreção de sucção da ngt até o retorno da função intestinal.

C) Fatores vasculares: Quando o suprimento de sangue é perturbado em qualquer parte do corpo. Essa seção interrompe seu desempenho e gera dor. O sangue chega aos intestinos pelas artérias abdominais superiores e mesentéricas. Esses vasos estão no pâncreas e durante a comunicação horizontal com o intestino. O bloqueio do sangue pode ser causado por obstrução completa ou obstrução relativa.

Obstrução do intestino delgado

A) Fisiopatologia: O conteúdo do intestino, líquido e gasoso, é reunido na parte superior da obstrução. No estado normal do intestino, são secretados de 8 a 7 litros de fluido rico em eletrólitos, sendo que a maior parte do volume de fluidos é absorvida e, no caso de um bloqueio intestinal, parte desse fluido é retida no intestino e parte é excretada por meio de vômito, o que reduz o volume. O sangue está circulando. Essa diminuição leva à redução da pressão arterial e ao choque hipovolêmico e reduz o fluxo sanguíneo renal e cerebral. Como o líquido é perdido, as células sanguíneas não são excretadas. O nível de hemoglobina e hematócrito aumenta e, portanto, a probabilidade de distúrbios obstrutivos, como trombose da artéria coronária, artérias cerebrais e mesentéricas. O inchaço abdominal reduz a absorção de fluidos e causa maior secreção gástrica.

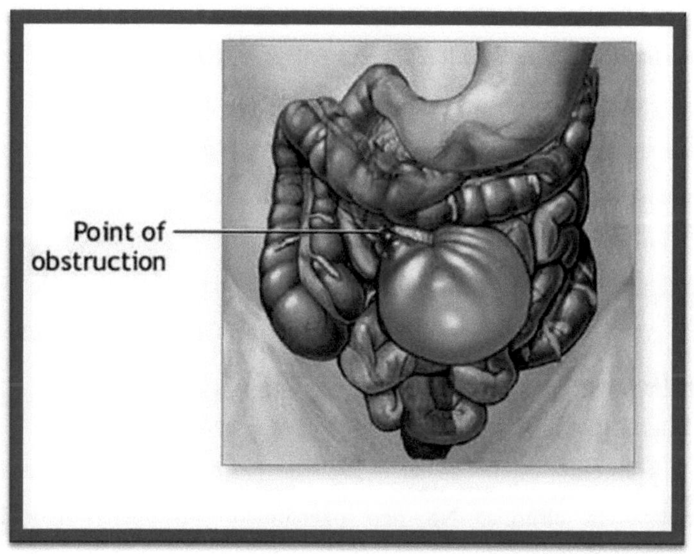

Figura 50. Obstrução do intestino delgado

Com o aumento do inchaço, a pressão dentro do ducto intestinal aumenta e, portanto, reduz a pressão capilar arterial e intravenosa. Esse modo, por sua vez, causa inchaço, congestão, necrose e, por fim, ruptura ou perfuração da parede intestinal e peritonite.

A pressão interna (lúmen) reduz o retorno intravenoso e aumenta a pressão intravenosa e a probabilidade de fragilidade vascular. Esse processo, por sua vez, aumenta a permeabilidade dos capilares e causa a saída do plasma para o lúmen intestinal e para a cavidade peritoneal. A parede intestinal é vulnerável a bactérias e os organismos chegam à cavidade peritoneal.

O aumento da pressão na parede intestinal diminui imediatamente o fluxo de sangue arterial e causa necrose em algumas áreas, toxemia e peritonite. As bactérias se multiplicam no intestino e podem ser endotoxinas. Quando as endotoxinas são secretadas na cavidade peritoneal ou entram no sistema sistêmico, o fluxo sanguíneo e o rápido colapso do sangue ocorrem com o choque endotóxico. Como resultado, pode ocorrer inchaço abdominal, o que causa a perda de íons h e K do estômago e, consequentemente, reduz o cloreto e o potássio no sangue, causando alcalose metabólica. A desidratação pode ocorrer devido à perda de água e sódio. Com uma queda acentuada de fluidos, ocorre o choque de hipovolemia.

B) Manifestações clínicas: Dor na pinta de Crampi com muco e sangue sem fezes e vômitos. Com o advento da desidratação, o paciente sente sede, sonolência e fadiga. O abdome ocorrerá na ausência de choque hipoativo, obstrução e até ruptura do intestino.

C) Diagnóstico: Tiro abdominal, eletrólitos e hemograma.

D) Tratamento: Remoção da pressão do NGT, no caso de obstrução completa da cirurgia. No íleo oxenâmico (funcional), a melhor intervenção é o repouso do intestino e a prevenção de sua dilatação por meio da sucção do lúmen. A reposição precisa de líquidos e eletrólitos também é uma das medidas importantes.

E) Cuidados de enfermagem: Estabelecer o desempenho adequado do NGT e medir sua descarga, exame do estado nutricional, sintomas de recuperação (vozes de reversão, redução do inchaço abdominal, dor e sensibilidade ao toque, eliminação de fezes)

Obstrução intestinal

A) Causas da obstrução do cólon: As causas mais comuns são o tumor adenocarcinoide. Sua fisiopatologia é semelhante à da obstrução do intestino delgado. Com a diferença de que a desidratação tem um alho mais lento, porque o cólon pode absorver o líquido acumulado e também pode se dilatar além de sua capacidade. Ao contrário da obstrução do intestino delgado, os sintomas da podem ocorrer gradualmente e por um longo período. O formato das fezes muda. Anemia (devido à eliminação de sangue das fezes), fraqueza, perda de peso, anorexia, distensão abdominal, observação do arco do intestino grosso na parede abdominal, dor de cãibra na parte inferior do abdômen, vômito contendo fezes e, por fim, choque devido a outros sintomas e sintomas.

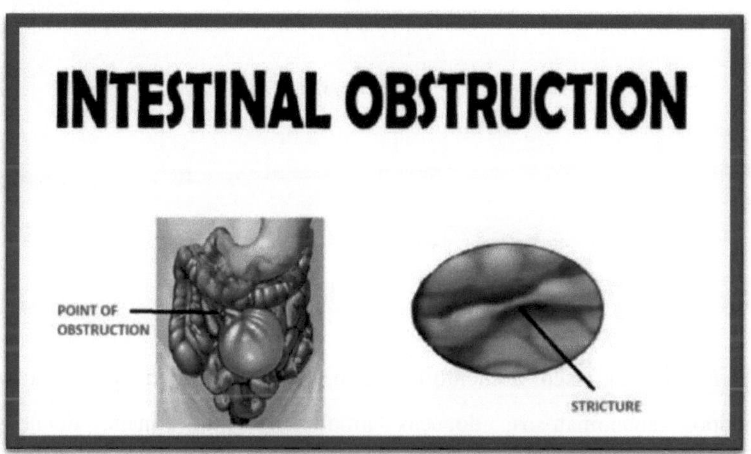

Figura 51. Obstrução intestinal

B) Achados de investigação e diagnóstico: Estudos radiológicos, tomografia computadorizada, ressonância magnética. O invólucro de bário é proibido.

C) Tratamento: manter o equilíbrio de líquidos e eletrólitos, colocação de NGT para remover a pressão, colonoscopia (para resolver o vólvulo), cirurgia (silostomia), colocação de tubo retal (para gás e secreção), se necessário, colesterol temporário ou permanente.

Câncer de cólon

O câncer de cólon ocorre duas vezes no reto. O câncer de cólon e do intestino direito começa com pólipos benignos e gradualmente se transforma em adenocarcinoma e frequentemente em metástase hepática. O rastreamento é um código de detecção e, portanto, reduz a mortalidade.

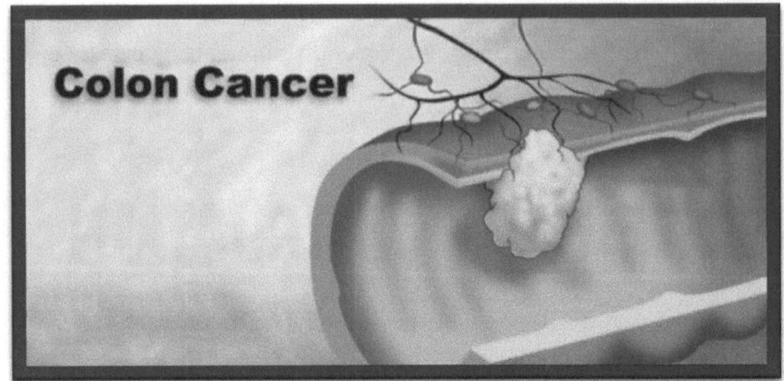

Figura 52. Câncer de cólon

A) Fatores de risco: aumento da idade, histórico familiar, presença de pólipos adenomatosos, doenças inflamatórias intestinais, doenças causadas por álcool e cigarro, dieta rica em gordura e proteína (alto consumo de carne de vitela) e baixa quantidade de fibras (especialmente em idosos) e câncer genital e câncer genital e câncer genital mama em mulheres.

B) Sintomas: O sinal mais comum de alteração dos hábitos é a excreção periódica. A secreção de sangue é o segundo sintoma mais comum. Os sintomas do câncer de cólon incluem sangramento anal, mudança nos hábitos intestinais, dor abdominal, perda de peso, anemia e anorexia. Em geral, os tumores do intestino delgado ou do cólon direito têm maior probabilidade de causar dor abdominal, náusea e vômito. Como o intestino grosso é dilatado, o câncer apresenta menos sintomas. Nessa posição, as lesões geralmente são feridas e causam anemia e fezes de marrom a vermelho. Pode haver anorexia, perda de peso, fraqueza, incapacidade e uma massa palpável no quadrante direito do abdômen e durante o diagnóstico. As lesões do cólon descendente e do cólon horizontal geralmente se manifestam na forma de obstrução progressiva. O tumor do cólon descendente e o reto geralmente causam sintomas obstrutivos, fezes com sangue vermelho vivo e sangue, hábitos alimentares alterados e força ao serem excretados, mas não causam perda de peso, anemia ou desnutrição.

C) Diagnóstico: além do exame do abdome e do intestino direito, os métodos mais importantes incluem exames de sangue secretos, indolências com bário, proctosigmoidoscopia e colonoscopia. O CEA, embora não seja confiável para o diagnóstico, é útil para prever o prognóstico. Esse AG volta ao normal em 48 horas após a remoção do tumor. 1/3 dos tumores malignos do cólon distal e do reto com bagagem retal são detectados, o que transformou essa questão da bagagem retal (DRE) em um dos métodos de diagnóstico mais importantes.

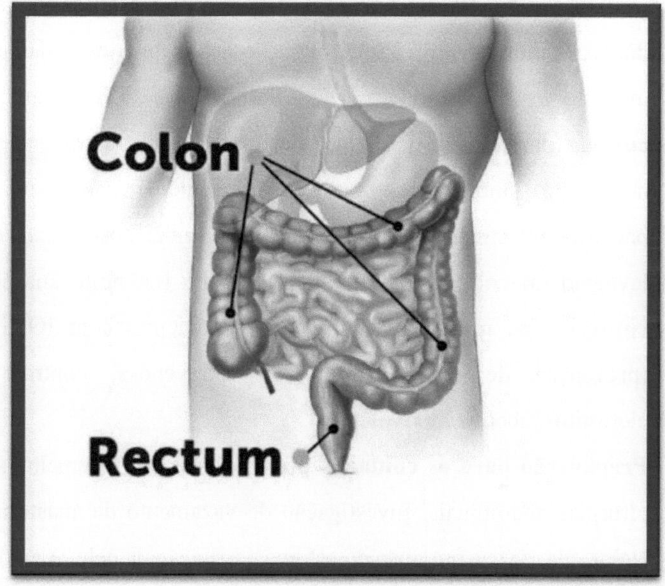

Figura 53. Ilustração do cólon e do reto

D) Complicações: Obstrução intestinal relativa ou completa, sangramento, perfuração intestinal, abscesso, peritonite, toxicidade e choque.

E) Tratamento: depende do estágio do câncer. Os tratamentos mais importantes são: cirurgia, fluoracyla com levamisole (para aumentar a força do sistema imunológico contra o tumor), fluorescência com radioterapia. O tratamento cirúrgico consiste em dois aspectos: melhora ou alívio. Os tipos de cirurgia incluem: Remoção de um cão do cólon, remoção do tumor, do sigmoide e de todo o reto, colesterol temporário, colesterol permanente, para criar um tanque anal chamado J.

F) Cuidados de enfermagem

- ✓ **Preparação do paciente para a cirurgia:** O preparo físico envolve o fortalecimento da força física, limpeza intestinal, dieta rica em calorias e carboidratos e baixa em carboidratos e resíduos por vários dias para nutrição suficiente e redução das cãibras causadas pelos movimentos astroquímicos. Dieta líquida 48 a 24 horas antes da cirurgia (para reduzir o volume intestinal), nutrição intravenosa (se necessário), antibioticoterapia, como neomicina, para reduzir as bactérias intestinais e prevenir infecções, indentação, laxação ou lavagem do cólon para limpar o intestino (na noite anterior à cirurgia e na manhã da cirurgia), em pacientes com IO, NGT (prevenção de inchaço), nutrição intravenosa, controle de eletrólitos, choque hipovolêmico.
- ✓ **Preparação para os cuidados pós-operatórios:** assemelha-se às cirurgias abdominais. Investigação de vazamento da anastomose, rigidez das fezes, prolapso do estoma e irritação da pele. A saída do

paciente da cama é feita no primeiro dia após a operação. O paciente tem a maior sensação de conforto na posição de dormir e na cama.

- ✓ **Faça uma boa nutrição:** Uma dieta adequada para remover gases e líquidos que aumentam a dilatação intestinal e pressionam os pontos por alguns dias após o paciente após o paciente. A drenagem deve ser considerada com cuidado. A saída do gás representa o retorno dos movimentos do Prestallis. Ao retornar as vozes, faça o tubo de acordo com a pinça e dê ao paciente gelo e água. Quando o paciente tolerar o gelo e a água por pelo menos 24 horas, o tubo geralmente é removido e fluidos simples são administrados ao paciente. Deve-se evitar a ingestão de alimentos com cheiro e gás (repolho, ovos, peixe e feijão) e produtos de celulose, como amendoim e alimentos que criam diarreia, café, chá e bebidas carbonatadas). Para consertar a constipação, recomenda-se o consumo de suco de ameixa ou maçã ou laxante suave e o consumo de líquidos, pelo menos 2 litros por dia, e para resolver a diarreia, recomenda-se o uso de fenoxina e atropina.
- ✓ **Cuidados com a úlcera cirúrgica:** Nas primeiras 24 horas, o curativo abdominal é controlado em termos de sangramento. Investigação de infecção da ferida, inflação e sangramento e secreção do estoma (inflação insignificante devido à manipulação e pequena quantidade de secreção natural, mas o sangramento é anormal). O paciente deve ser proibido de usar roupas apertadas que possam entrar em contato com o estoma. Em caso de ....cirurgiano estoma, vá para o banheiro. Ao passar uma pequena quantidade de água, o ar dentro do tubo de lavagem é esvaziado. A cabeça do cone ou tubo de lavagem é gordurosa e entra lentamente no estoma até 8 centímetros. O cone apertado é mantido no lugar para evitar o vazamento de água. Se o tubo não for inserido com facilidade, a

água é lentamente escoada e entra simultaneamente no tubo. A água para lavagem deve fluir lentamente para o cólon. Em caso de cãibra, o fluxo descontínuo de água é interrompido por algum tempo e, em seguida, inicia-se lentamente o fluxo da solução. Normalmente, 500 ml de água são suficientes para estimular a excreção. Depois de completar a entrada de água, o cone é mantido no lugar por 10 segundos e, em seguida, é executado lentamente. A descarga é feita por 15 a 10 minutos. Em seguida, a extremidade da bolsa de lavagem seca ou a pinça perfeita fecha a extremidade. Para estimular os movimentos esfumaçados e facilitar a descarga completa do cólon, recomenda-se um período de 30 a 45 minutos. Após a descarga completa, o local é limpo com água e sabão e secado com água morna e, em seguida, o curativo de colostomia é colocado na boca da colostomia. O paciente não deve usar mais de CC1000 de solução de lavagem, e a colostomia deve ser enxaguada uma vez por dia, enquanto houver diarreia na colostomia. Se após a lavagem o cateter não for aberto, o paciente deve caminhar e massagear lentamente o abdômen e beber uma pequena quantidade de água morna. Se a diarreia não retornar novamente, ele deve colocar uma bolsa de colostro no estoma e, no dia seguinte, será lavado novamente. Se no segundo dia voltar, o paciente deve informar os profissionais de saúde. De 3 a 6 dias após a cirurgia, a colostomia começa a funcionar. Na colostomia transversal, as fezes moles e pastosas são estimuladas. No colesterol decrescente ou sigmoide, as fezes são relativamente sólidas e causam um pouco de irritação na pele. A boca da bolsa deve ser 0,3 centímetro maior do que a boca da colostomia. A bolsa de colostro está vazia quando cerca de 1/3 a 1/4 está cheia. Substitua a bolsa a cada 4-5 dias ou quando houver vazamento.

Pólipos do cólon e do reto

Os pólipos de massa tecidual são classificados em dois grupos neoplásicos (adenocarcinoma) e não neoplásicos (mucosos e hiperplásicos). Os pólipos adenomatosos são mais comuns em homens e têm maior probabilidade de aumentar com a idade. O sinal mais comum de sangramento é no reto. A dor na parte inferior do abdômen e até mesmo sinais de obstrução também são criados. Esse problema é detectado por meio da obtenção de histórico, exames do dedo do reto, cercadura de bário, colonoscopia e sigmoidoscopia. Os pólipos são removidos por laparoscopia e colonoscopia. Os pólipos podem se tornar câncer, portanto, devem ser removidos.

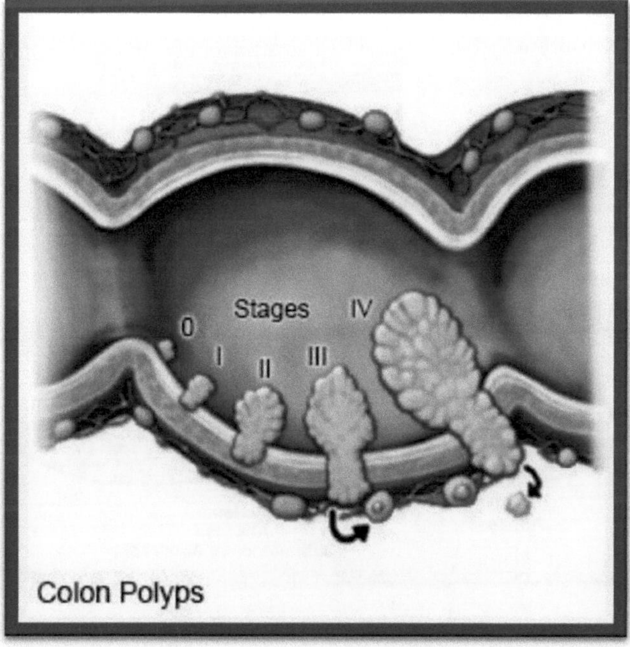

Figura 54. Pólipos colorretais

Abscesso anorretal

Ocorre devido à obstrução de uma glândula anticlinal. Em pessoas com mais imunidade ou defeitos imunológicos. O abscesso tem pus, é ruim e doloroso e, na ausência de dor, a dor é na parte inferior do abdômen e febre. A complicação do abscesso é a criação de uma fístula. Os abscessos começam com a criptite (inflamação das cavidades de secreção) junto com a formação de cistos que se espalham do ducto tubular para os subespaços. Eles também podem começar a desgastar os tecidos do distrito junto com a entrada de organismos patogênicos. O contato sexual pelo ânus também pode levar à formação de abscessos retais. A terapia de alívio consiste em moinhos de terra e habitação e o tratamento cirúrgico envolve a descarga do abscesso. A ferida é preenchida com gás para que a formação de novos tecidos seja restaurada.

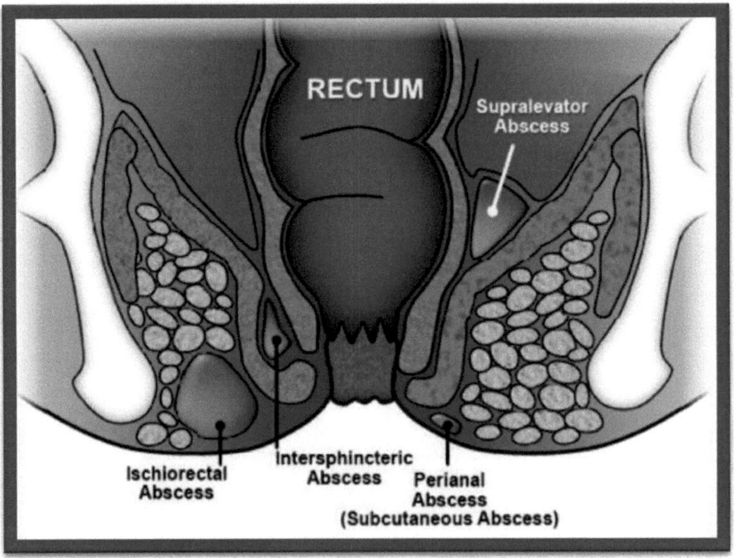

Figura 55. Abscesso e fístula

Fístula anal

A fístula é um ducto sinusal que se forma entre duas cavidades corporais ou entre uma cavidade corporal e uma superfície corporal. A fístula retal é um ducto que se abre do canal anal para a parte externa da pele anal ou pode começar a partir de um abscesso e terminar em um canal anal ou na área ventral. Normalmente, antes da fístula, é criado um abscesso. A fístula pode melhorar temporariamente e depois abrir e liberar os períodos de secreção. Devido à infecção, cria-se uma micção, lesão e Fisher. O pus ou as fezes podem sair pelo orifício da pele. Outro sintoma envolve gases ou fezes através da bexiga ou da vagina (dependendo da localização da fístula). A realização de cirurgia é necessária.

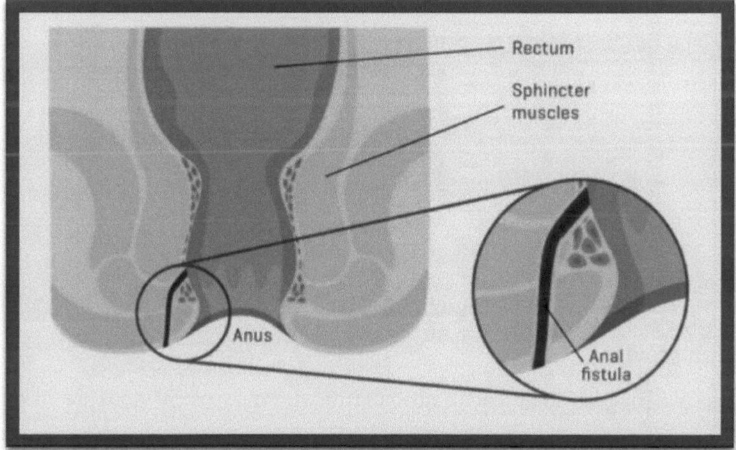

Figura 56. Fístula anal

Fisher (fissura) anal

Ruptura longitudinal ou úlcera no revestimento do canal casual. Devido à retenção de fezes anais ou duras, parto difícil ou laxativo. A característica é uma eliminação dolorosa com ardência e sangramento. O espasmo muscular grave no esfíncter também é comumente usado em situações crônicas. O paciente pode se abster de fazer a evacuação fecal, o que piora esse estado. O tratamento de suporte é o uso de amaciante de fezes, o aumento do consumo de água e um banheiro. O supositório contendo um material anestésico com corticosteroide ajuda a aliviar o desconforto do paciente. Recomenda-se ao paciente manter as fezes com óleo mineral ou sódio diariamente, além de fazer uma excreção diária e limpar a área após a eliminação.

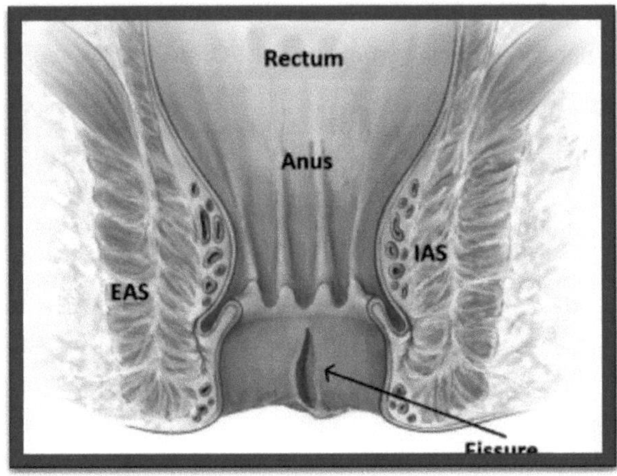

Figura 57. Fisher anal

Hemorróidas

Veias verificadas localizadas no canal anal. Após os 50 anos de idade, quase metade das pessoas tem hemorróidas. O aumento das hemorróidas é causado pelo aumento da pressão intra-abdominal. A gravidez, a constipação, juntamente com a força prolongada durante a excreção, a obesidade, a insuficiência cardíaca, a permanência em pé e sentada por muito tempo e a cirrose, juntamente com o aumento da pressão arterial venosa, aumentam a prevalência de hemorroidas. As hemorroidas causam dor e coceira e são as causas mais comuns de sangramento vermelho vivo e eliminação de fezes.

A) Hemorróidas: Divididas em dois grupos: hemorróidas internas e externas.

A1) Hemorroidas internas: geralmente não são dolorosas, mas podem causar sangramento ou prolapso. As hemorroidas internas são caracterizadas por sangramento e prolapso (extravasamento para a área externa). Outros sintomas incluem coceira retal e constipação. Se a trombose for causada, pode haver dor. O sangue vermelho é brilhante e pode ser visto nas fezes ou no papel higiênico. O prolapso pode ocorrer em casos graves após exercícios ou permanência prolongada em pé. As hemorróidas podem ser encontradas durante a eliminação do prolapso e retornar à forma espontânea ou podem ter o paciente para restaurá-la. Em alguns pacientes, as hemorroidas estão fora do ânus o tempo todo e estão sempre prolapsadas.

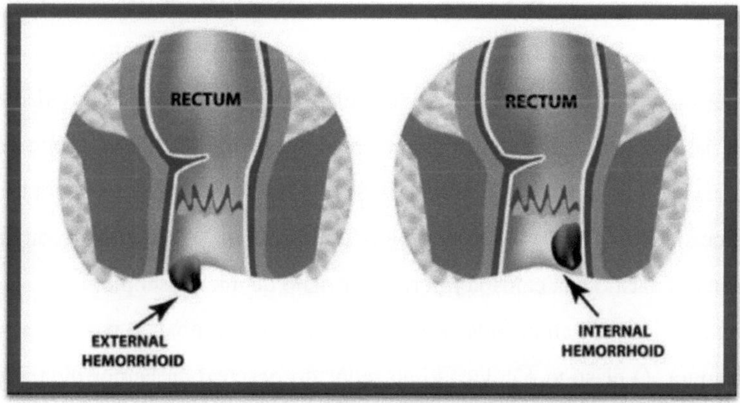

Figura 58. Tipos de hemorroidas de Davidson

Hemorróidas externas: A dor é intensa e pode levar à isquemia e à necrose. O principal sintoma das hemorróidas externas é uma grande massa no ânus. As hemorróidas externas são detectadas por observação e as hemorróidas internas são detectadas pelo histórico e por endoscopia de toque. Pedir para o paciente fazer força durante a inspeção causa uma grande quantidade de vasos e ajuda a diagnosticar. As hemorroidas são resolvidas observando-se a higiene, a ausência de esforço durante a remoção e a manutenção de uma dieta que contenha frutas e verduras e alto consumo de líquidos.

Além disso, shoppings que absorvem água, um banheiro, repouso e uso de pomadas e supositórios contendo materiais anestésicos também são úteis. Em caso de dor, o uso inicial de bolsas de gelo e, em seguida, uma banheira semi-morna, três a quatro vezes por dia, pode ser útil. Lembre ao paciente que ele não deve comer mais do que o tempo necessário sobre a pedra, pois essa posição interrompe a corrente sanguínea e exerce uma pressão adicional sobre os vasos. Os métodos não cirúrgicos incluem raios infravermelhos para coagulação, diatomia bipolar e laser. Na terapia a laser, embora o sangramento seja muito baixo, causa dor. O procedimento cirúrgico envolve o fechamento com uma tira de borracha.

Close é um procedimento comum para o tratamento de hemorróidas internas no consultório. Em geral, o paciente pode retomar suas atividades diárias imediatamente após o tratamento. Esse procedimento não pode ser usado para hemorróidas externas e pode ter apenas um efeito temporário e transitório. O cirurgião entra em um ligamento que é um cilindro duplo com um elástico na camada inferior por meio de um anoscópio.

Em seguida, as hemorróidas são retiradas com uma pinça e passam pela ligadura. O elástico é colocado ao redor do pescoço da hemorroida. No entanto, pode ocorrer sangramento, mas o problema mais comum é a dor durante o fechamento. Para evitar traumas na região devido à rigidez da massa, o paciente toma um laxante forte após o procedimento. 8 a 10 dias depois, a faixa de borracha e o tecido são separados. A escleroterapia é outro método de tratamento que ocorre por meio da injeção de um medicamento esclerosante entre as veias e ao redor delas. Isso cria uma reação inflamatória que leva à trombose e à fibrose.

Esse procedimento pode ser feito em um ambulatório, mas requer de uma a quatro injeções com uma distância de 5 a 7 dias. O medicamento para esclerose pode causar um canal análogo. Outro método de hemorroidectomia é o método de congelamento. Nesse método, a cicatrização da ferida é demorada e a secreção é muito ruim.

A existência de setores pendentes da pele remanescente e possivelmente as hemorroidas incompletas são outros problemas desse método. No caso de trombose venosa, é necessária uma cirurgia mais ampla. Na hemorroidectomia, os vasos são removidos e a região ou aberta para ser restaurada por meio de granulação ou suturada.

O método aberto é muito doloroso, mas sua taxa de sucesso é alta. O método de sutura, embora menos doloroso, tem a probabilidade de infecção e, como resultado, a fraca recuperação da área é maior. As complicações incluem infecção, estenose após a cicatrização da ferida e hemorragia. A hemorragia pode ser causada imediatamente após a cirurgia ou cerca de 10 dias depois devido à queda do tecido. Também pode não ser um sangramento, pois pode ocorrer no reto, sem repelir imediatamente.

Medidas de enfermagem em distúrbios anorretais

- ✓ **Correção da constipação:** Consumo de pelo menos 2 litros de líquido diário, consumo de alimentos com fibras, prescrição de medicamentos com base no comando do médico, determinação do horário específico para a evacuação, realização de exercícios físicos para inflamação dos músculos abdominais e perineais, consumo de moradia antes da evacuação é alertado ao paciente O que pode ocorrer devido à dor e à estimulação do nervo vago durante a primeira excreção após o procedimento.
- ✓ **Redução da ansiedade:** O ambiente deve ser adequado ao paciente e às limitações da reunião. Consumo de purificador no ambiente da sala, remoção de panquecas rápidas.

- ✓ **Alívio da dor:** A dor é maior nas primeiras 24 horas após a cirurgia, portanto, o controle da dor é prioridade. Incentivar o paciente a ter uma situação confortável, sentar-se em almofadas macias, usar gelo e compressas e pomadas de alojamento, um banho vivo, compressas quentes para melhorar a circulação sanguínea, materiais anestésicos locais, 24 horas após a cirurgia, o uso de panos úmidos com água fria para fixar a inflação. Antes de usar o curativo úmido para evitar danos à pele, a região anal deve ser oleosa e ocorrer no abdômen.
- ✓ **Melhoria da excreção urinária:** Devido ao espasmo do esfíncter localizado na cratera da bexiga e à contração muscular causada pela dor e pela preocupação, a excreção urinária pode ser perturbada, estimulando a excreção urinária por meio do aumento da ingestão de líquidos e do derramamento de água no canal da urina, em última análise, cateter urinário e controle do brilho urinário.
- ✓ **Monitoramento das complicações:** Pesquisa em termos de sangramento, em caso de sangramento, pressão direta e médico informado. Se houver sangramento, o uso de calor local úmido é proibido.

Hérnias

Uma hérnia (hernia) envolve o escape de um órgão, tecido ou parte de um órgão através de uma estrutura que o envolve naturalmente. As hérnias geralmente ocorrem na cavidade abdominal quando uma parte do intestino é devido à fraqueza congênita ou adquirida dos músculos. Os defeitos na parede muscular podem ser congênitos e causados por tecido enfraquecido ou um grande espaço no Sig ingonal ou por trauma. A pressão intra-abdominal aumenta devido à gravidez, à obesidade, ao levantamento de objetos pesados, à tosse e a danos traumáticos causados por pressão sem pressão. Quando dois desses fatores estão associados à fraqueza do tecido, a hérnia pode ser criada. O aumento da pressão sem fraqueza do tecido não pode causar hérnia.

Além da congenialidade, a fraqueza também faz parte do processo de envelhecimento. À medida que a idade do paciente aumenta, os tecidos musculares são enfiltrados e produzem seus tecidos lipídicos e ligados. Quando o conteúdo da hérnia (boca da hérnia) pode ser devolvido à cavidade abdominal, chama-se hérnia. As palavras indução ou presa referem-se à hérnia em que o conteúdo do seu saco não está amarrado e inserido no abdome.

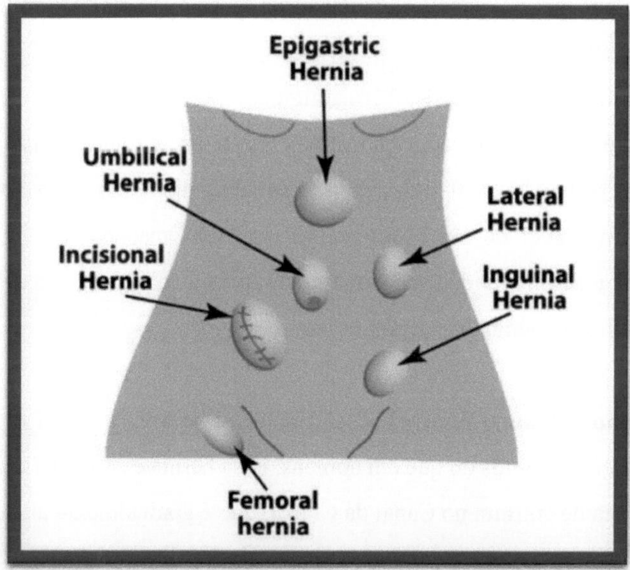

Figura 59. Tipos de hérnia em adultos

Quando a pressão obtida pelos anéis sangrantes corta o fragmento do intestino, o intestino é considerado. Os hanels cozidos no vapor geralmente estão satisfeitos. Essa situação é uma emergência cirúrgica, pois se a parte intestinal não for liberada, ela gangrenará instantaneamente devido à falta de suprimento de sangue. As hérnias podem ser capturadas por meio de um defeito na parede abdominal através de um diafragma ou de algumas estruturas internas na cavidade abdominal.

Tipos de hérnia

Hérnia inguinal indireta: A hérnia ingoodal indireta atravessa o anel ingoodal e segue o cordão espermático no canal inguinal. Essa hérnia é mais comum em homens do que em mulheres devido ao espaço que faz com que os testículos fiquem para baixo. Uma alta prevalência de ingurgitamento indireto em jovens. Essa prevalência também é alta entre pessoas de 50 a 60 anos e diminui gradualmente com a idade. Essas hérnias podem se expandir e, muitas vezes, entrar na bolsa dos testículos.

Hérnia inguinal direta: Na hérnia inguinal direta do intestino, ele passa pela parede abdominal onde passam as fraquezas musculares, não como uma indireta ou femoral que passa pelo canal inguinal. Esse tipo de hérnia é mais provável de ser observado em pessoas mais velhas. O canal inguinal é desenvolvido gradualmente em uma área que é fraca devido a um defeito congênito em várias fibras.

Feminino (hérnia): A hérnia é um incidente através do anel e é mais comum em mulheres do que em homens. Essa hérnia é criada na forma de uma placa de gordura no Canal da Chuva, que é gradualmente aumentada e gradualmente coloca o peritônio e quase inevitavelmente a bexiga. Nesse tipo de hérnia, a hérnia é muito comum.

Niffer: A hérnia é mais comum em mulheres e se deve ao aumento da pressão dentro do abdômen. Esse problema geralmente ocorre em mulheres obesas e em mulheres que tiveram várias gestações.

Cisalhamento ou Ventral: Esse tipo de hérnia ocorre no lugar de um corte cirúrgico anterior, que não é bem restaurado devido a problemas pós-operatórios, como infecção, nutrição inadequada, dilatação grave ou obesidade.

Tratamento

Tratamento médico: As hérnias que não são capturadas ou roubadas podem retornar por meio de um procedimento mecânico. Uma hérnia, que é uma almofada macia e é mantida por um cinto no local da hérnia, pode ser usada para manter a hérnia que retornou. Depois de restaurar a hérnia, a almofada é colocada sobre ela, é uma técnica mais recente que tem uma taxa de sucesso mais alta associada a menos recorrência, menos dor e período de recuperação pós-operatória. Algumas restaurações são difíceis porque há pouca massa muscular para manter os intestinos no local adequado. Nesse caso, eles estão fazendo o enxerto de malha. Os pacientes que têm problemas com as restaurações geralmente são internados no hospital para receber antibióticos.

Cuidados de enfermagem com a doença submetida à cirurgia: Certifique-se de que a urina seja drenada após a cirurgia, pois a retenção urinária após a cirurgia, especialmente em homens, é um problema comum. Assim que o paciente for capaz de tolerar alimentos, retorne-o a uma dieta regular. Se for usada anestesia geral, o progresso após a cirurgia será mais lento. Confirme com o paciente que não houve recorrência nos estágios iniciais após a cirurgia de hérnia. Alguns pacientes ficam incapacitados por medo desse problema; deve-se dizer que não devem levantar nada por 4 a 6 semanas. Pessoas obesas. A hipertensão do porto leva a um aumento da pressão entre o porto e a veia vascular venosa inferior, o que causa a expansão dos vasos laterais para os vasos do sistema na rede de hemorróidas do esôfago e nas veias posteriores do peritônio. Os vasos laterais anormais são fracos e se rompem facilmente, levando a sangramentos permanentes.

Fatores eficazes no sangramento: Pressão muscular resultante do levantamento de objetos pesados, força ao se esvaziar, espirrar, tossir ou vomitar, esofagite, estimulação da artéria por alimentos que não são bem novos ou estímulo de fluidos ou refluxo gástrico. Salicatos e qualquer medicamento que estimule a mucosa gástrica.

Sintomas clínicos: Pode haver hematomas nas fezes em condições mentais ou físicas ou sintomas e sintomas de choque (pele fria, redução da pressão de pulso).

Revisão e achados :da endoscopia diagnóstica para localizar o sangramento com um esôfago com bário, TC, angiografia, ultrassom é recomendada em pacientes com cirrose a cada dois anos sob triagem endoscópica para determinar o tratamento de varizes grande que o sangramento é alto, ser colocado. O método de esplenoportografia com imagem é usado para determinar o fluxo sanguíneo lateral nos vasos do esôfago e a detecção de varizes nessa área.

Tratamento: O sangramento é uma emergência médica varicosa, e é por isso que esses pacientes são melhores para controle e tratamento na UTI. A PVC deve ser cuidadosamente controlada e, devido à probabilidade de hipofulemia, o controle preciso dos sinais vitais e da I & O dos pacientes é vital. O oxigênio é prescrito para evitar a hipóxia e manter a oxigenação sanguínea suficiente. É necessária a administração de fluidos venosos e eletrólitos e, em casos de transfusão, de compostos sanguíneos. No fornecimento de fluidos intravenosos e sangue, é preciso ter cuidado para evitar a hiperlotomia, porque a hiperlotomia aumenta a pressão do orifício e o sangramento. O tratamento não cirúrgico da veia varicosa é um tratamento seletivo e preferencial, pois a taxa de mortalidade da cirurgia de emergência é alta no controle do sangramento. Além disso, o paciente com distúrbio hepático tem uma condição física muito fraca. Em caso de suspeita de sangramento de varizes, os medicamentos vasoativos são administrados ao paciente o mais rápido possível e antes da realização da endoscopia. As primeiras linhas do medicamento vasopressina são injetadas por via intravenosa ou arterial e causam a contração do leito arterial e a pressão da porta.

Tratamento com Mary Bonding: Nesse método, usando o endoscópio, ele direciona uma tira de borracha removível diretamente e, por fim, o tecido fica preso, ferido e necrosado. Esse método é frequentemente substituído pela escleroterapia e pelo tratamento seletivo para varizes. Em pacientes com betabelite, ele é contraindicado. As complicações da esofagectomia por pancada incluem úlceras superficiais, dispepsia, desconforto temporário no peito e tensão do esôfago.

Derivação portiocistômica intra-hepática por meio das pontas verificadoras Zagular: Esse método reduz o shunt intracelular entre a veia porta e o sistema venoso geral da porta.

- ✓ **As aplicações do TIPS incluem:** sangramento agudo de variáveis recorrentes resistentes ao tratamento, ascite, ascite, espera para transplante de fígado.
- ✓ **Complicações do TIPS:** Sangramento, infecção, insuficiência cardíaca, trombose do orifício de derivação e insuficiência hepática progressiva.

Tratamento cirúrgico: Vários procedimentos cirúrgicos têm sido oferecidos para o tratamento de varizes de esôfago e redução do sangramento:

- ✓ **Fechamento direto de varizes por procedimento cirúrgico:** Cruzamento do esôfago com seus vasos.
- ✓ **Métodos de cirurgia de bypass:**
- ✓ **Shunt de Splennel (baço-renal):** Esse shunt é colocado entre a veia esplênica e a veia renal esquerda após a remoção do baço.
- ✓ **Shunt mesentérico:** A anastomose da veia mesentérica superior é causada pelas bordas proximais da veia e quando a veia apresenta trombose sob o fígado e deve ser contornada.
- ✓ **Derivação Portago:** Há injeções não seletivas. Esse shunt desvia toda a corrente sanguínea do porto para a veia. Suas complicações incluem trombose, encefalopatia e insuficiência hepática acelerada.

Os métodos cirúrgicos não alteram a progressão da doença hepática, mas podem recidivar a expansão das veias laterais. Após a cirurgia, os cuidados pós-operatórios são semelhantes aos de qualquer cirurgia abdominal, mas o risco de sua incidência é grave e inclui choque hemorrágico, encefalopatia hepática, desequilíbrio de eletrólitos, álcool metabólico e respiratório, álcool e síndrome de eliminação de convulsões.

Capítulo VI
Enfermagem Neurológica

Distúrbios cerebrovasculares

Os distúrbios cerebrovasculares referem-se a todas as funções anormais do SNC que resultam da interrupção do sistema circulatório normal para o cérebro. O AVC é o primeiro distúrbio cerebral vascular a ser a terceira principal causa de morte no mundo, depois das doenças cardíacas e do câncer. O AVC é dividido em dois tipos gerais: isquêmico e hemorrágico. No tipo isquêmico, que é mais comum, há obstrução vascular e uma diminuição acentuada da perfusão cerebral, e no tipo hemorrágico, há vazamento ou extravasamento de sangue de dentro das artérias para o cérebro ou para o espaço subaracnóideo.

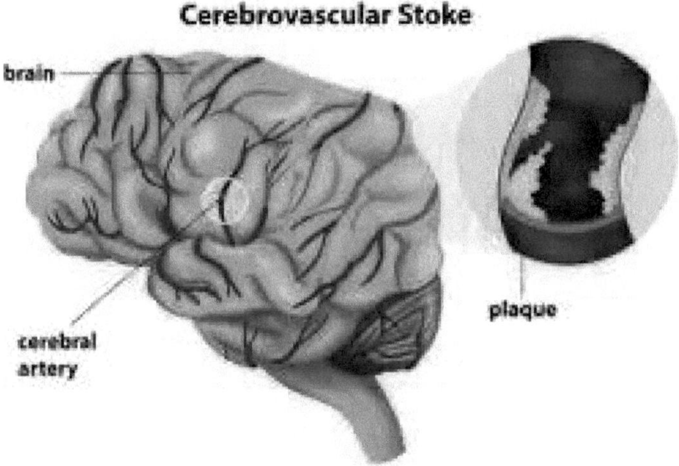

Figura 60. Acidente vascular cerebral

Acidentes vasculares cerebrais isquêmicos

O tipo mais comum de AVC isquêmico é o AVC trombótico das pequenas artérias infiltradas, geralmente envolvendo uma ou mais artérias. Esse tipo de AVC também é conhecido como AVC lacunar, porque uma cavidade é formada durante a destruição do tecido cerebral. O AVC trombótico de grandes artérias é causado pela aterosclerose de grandes artérias, como a artéria carótida interna, o cérebro posterior, as vértebras e as artérias basais. O tipo cardiogênico geralmente é causado por arritmias cardíacas, especialmente fibrilação atrial, que ocorre principalmente na artéria cerebral média esquerda. Em geral, a trombose e a embolia são as duas principais causas do AVC isquêmico. A aterosclerose é a principal causa de coágulos. O local mais comum de formação de coágulos é onde a artéria carótida comum se ramifica e se divide em artérias carótidas interna e externa. Raramente, a causa do bloqueio pode ser a inflamação das artérias (artrite, vasculite). O AVC trombótico é o tipo mais comum de AVC entre os diabéticos. Os AVCs lacunares (AVCs de pequenas artérias) são afetados principalmente pela pressão arterial elevada. Esses tipos de AVC também são comuns em pessoas com diabetes. A embolia pode ser causada por fibrilação atrial, válvulas cardíacas artificiais, endocardite, tumores e infecções. A incidência de embolia cerebral também aumenta com a idade.

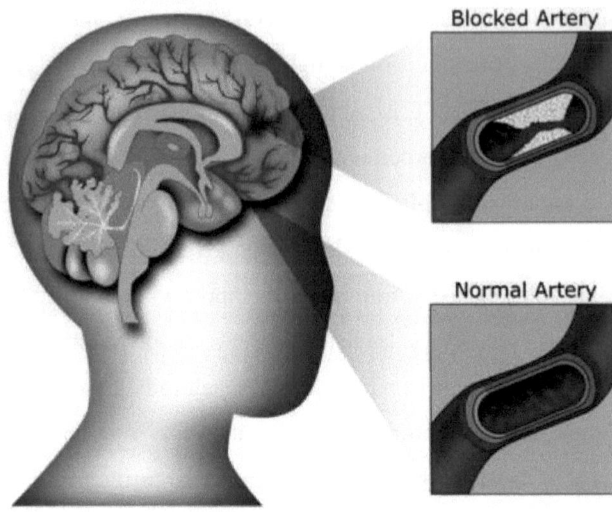

Figura 61. Ilustração de acidente vascular cerebral isquêmico

O mesencéfalo é o local mais comum de AVC isquêmico. A pressão arterial elevada é o fator de risco modificável mais importante nos AVCs hemorrágicos e isquêmicos. Fibrilação atrial, diabetes mellitus, estenose carotídea, histórico de AIT, hiperlipidemia, tabagismo, abuso de álcool, uso de cocaína e obesidade são outros fatores de risco. Tomar altas doses de estrogênio contraceptivo oral, juntamente com tabagismo, pressão alta, enxaqueca e envelhecimento também podem aumentar o risco de AVC em mulheres.

A)Fisiopatologia: A fisiopatologia da obstrução em uma área do cérebro que é suprida com sangue por uma artéria danificada causa isquemia e, além disso, causa edema nos tecidos circundantes. As células no centro da área do AVC ou no núcleo são destruídas quase imediatamente após o início do AVC. Esse fenômeno é chamado de dano neuronal primário. Há também uma área de hipoperfusão ao redor do núcleo do infarto, conhecida como área de sombra parcial. O tamanho dessa área depende da quantidade de fluxo sanguíneo auxiliar, as artérias que fortalecem e aumentam o fluxo sanguíneo nas artérias principais do cérebro. Em poucos minutos de isquemia cerebral, quando o fluxo sanguíneo cerebral atinge menos de 25 ml/100 g, ocorrem processos bioquímicos (cascata isquêmica) e neurotoxinas, que são radicais livres, como óxido nítrico e glutamato, são liberados e liberados. A membrana então se despolariza e o cálcio invade.

O resultado será um edema citotóxico e morte celular. Esse tipo de lesão é chamado de dano neuronal secundário. Os neurônios de meia sombra são muito sensíveis e vulneráveis aos efeitos do ataque isquêmico. O edema residual após a isquemia pode levar a um edema transitório. O edema geralmente desaparece em horas e, às vezes, em dias, e o cliente recupera a capacidade de realizar determinadas funções. As manifestações clínicas de alguns AVCs têm sinais de alerta precoce chamados de ataques isquêmicos transitórios. As manifestações que indicam o início iminente de um AVC isquêmico incluem hemiparesia transitória, perda da capacidade de falar e perda de sensibilidade em uma metade do corpo.

As manifestações do AVC trombótico se manifestam em minutos, horas ou dias. O início gradual dessas manifestações se deve ao aumento do tamanho do coágulo e à oclusão parcial e depois completa do vaso danificado. Por outro lado, as manifestações dos AVCs embólicos aparecem repentinamente e sem aviso. Os AVCs hemorrágicos ocorrem rapidamente e se manifestam em minutos ou horas.

As manifestações comuns desse tipo de AVC incluem fortes dores de cabeça nas costas ou no pescoço, vertigem, síncope, parestesia, paralisia transitória, hemorragias nasais e sangramento da retina. As manifestações devem durar mais de 24 horas para que seja possível diagnosticar um AVC. Os AITs são defeitos neurológicos focais que duram menos de 24 horas.

B) Manifestações clínicas:

B1) Trombose: O coágulo ocorre com mais frequência durante o sono ou na primeira hora após o despertar. A isquemia se desenvolve gradualmente. Portanto, as manifestações clínicas do AVC isquêmico são mais lentas do que as do AVC embólico ou hemorrágico. A consciência é relativamente mantida. A pressão arterial aumenta.

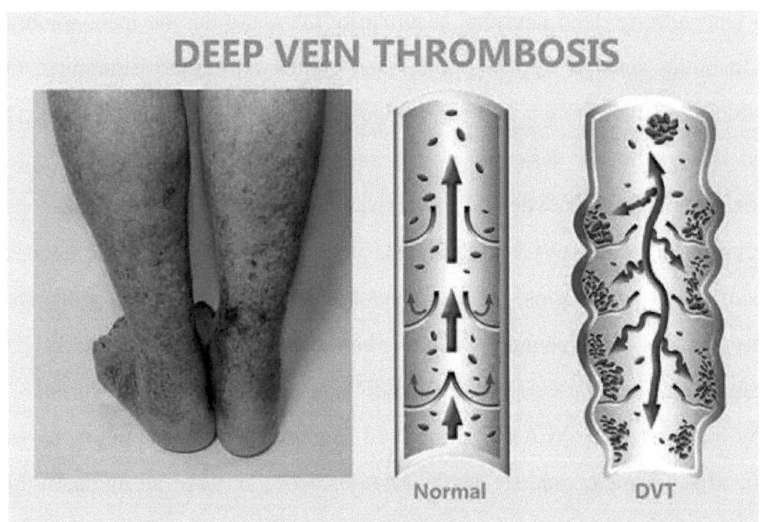

Figura 62. TVP

B2) Embolia: não segue um padrão de tempo reconhecível, não está associada à atividade. As manifestações clínicas ocorrem rapidamente e dentro de 10 a 30 segundos, muitas vezes sem aviso prévio. A recuperação pode ser rápida. A consciência é relativamente mantida. A pressão arterial está normal.

B3) Sangramento: Geralmente ocorre durante as horas de vigília e atividades. O cliente sofre de forte dor de cabeça e rigidez no pescoço. A hemiplegia completa começa rapidamente, em minutos a uma hora. Esse tipo de AVC geralmente causa perda extensa e permanente da função, e a recuperação resultante é mais gradual e geralmente incompleta, progredindo rapidamente para o coma. Os tecidos comuns em AVCs que não estão relacionados à localização específica do vaso incluem dor de cabeça e vômitos, convulsões, alterações de humor, febre e alterações no EEG. As manifestações de um AVC dependem de fatores como a localização da lesão (reto obstruído), o tamanho do local envolvido e a quantidade de fluxo sanguíneo auxiliar.

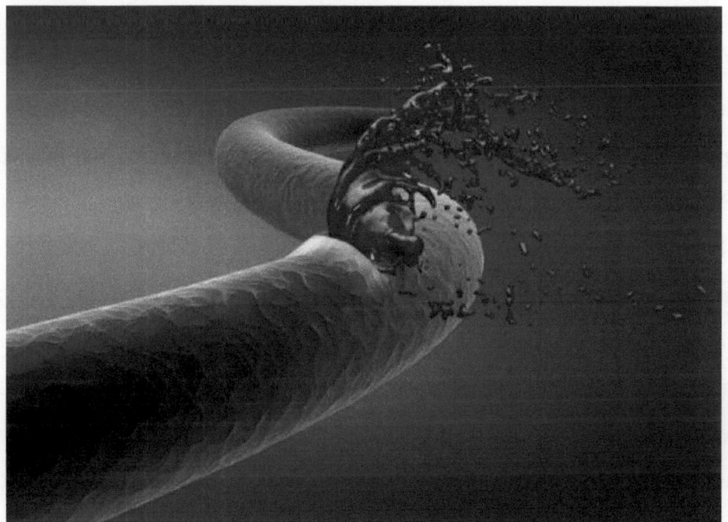

Figura 63. Sangramento

Em geral, o derrame no hemisfério direito do cérebro causa fraqueza ou paralisia do hemisfério esquerdo, distúrbio do campo visual esquerdo, déficits perceptivo-espaciais, falta de concentração e precisão, comportamentos com motivações repentinas e julgamento inadequado e falta de consciência dos defeitos. Isso se torna. O derrame no hemisfério esquerdo causa fraqueza e paralisia do lado direito do corpo, distúrbio do campo visual direito, afasia, alterações nas habilidades musculares e comportamentos lentos. A hemiparesia leve no lado oposto é mais comum na face e nos braços, e temos tremores mais graves nas pernas e nos pés. Pés caídos, distúrbios de afasia, é um defeito no qual a pessoa perde a capacidade de se comunicar. Na afasia sensorial ou perceptual devido ao infarto do lobo temporal do cérebro, a compreensão da fala é prejudicada, mas no tipo Broca (motor ou expressivo) a capacidade de produzir ou construir a fala é prejudicada e ocorre como resultado de lesão do lobo frontal, mas o paciente compreende as palavras. Na afasia global, há os dois distúrbios anteriores. A pessoa repete os sons que ouve e também tem dificuldade para entender a fala.

Na afasia suave, a pessoa é capaz de pronunciar bem as palavras e pronuncia as frases gramaticalmente de forma correta, mas sua fala não tem conteúdo. No tipo de leite suave, a pessoa tem dificuldade em produzir a fala em graus variados e pronuncia as palavras lentamente. A pessoa tem um fraco poder de expressão e demonstra muito esforço para expressar as frases. Na afasia acústica, a pessoa é capaz de ouvir os sons da fala, mas as áreas do cérebro que dão sentido a esses sons estão danificadas ou destruídas. Na afasia visual, a pessoa vê as palavras, mas não consegue lê-las. Em outras palavras, não consegue entender o conteúdo simbólico de símbolos escritos ou impressos.

A disritmia é um distúrbio no qual a capacidade de expressão de uma pessoa é prejudicada. O cliente é capaz de entender a palavra, mas tem dificuldade em pronunciá-la ou a pronuncia de forma mastigada e incompreensível. A estrutura gramatical das frases também está completamente correta e a pessoa consegue escrever e ler as palavras. A disarterite é causada por um derrame na artéria vertebral ou em seus ramos e pela disfunção subsequente do nervo craniano. A fraqueza ou paralisia dos músculos dos lábios, da língua e da laringe, bem como a perda das habilidades sensoriais, também podem levar à disartria. Além dos problemas de fala, os pacientes com disartria geralmente têm dificuldade para mastigar e engolir devido ao controle muscular deficiente.

A disfagia é causada por um derrame no sistema arterioespinhal. A deglutição é um processo complexo que exige a função de vários nervos cranianos. Para engolir, a boca deve ser aberta, os lábios fechados e a língua movimentada. A boca também deve sentir a qualidade e a quantidade do alimento. Os nervos V e VII enviam uma mensagem para o centro da deglutição. A apraxia é uma condição na qual a coordenação entre movimentos complexos está chamando a atenção, a desatenção é mais comum entre clientes cujo hemisfério direito está danificado.

Algumas das manifestações clínicas da negligência unilateral são:

- ✓ Falta de precisão e atenção a um lado do corpo.
- ✓ Incapacidade de responder a estímulos em uma metade do corpo, relatando esses estímulos.
- ✓ Não use um membro.
- ✓ Incapacidade da cabeça e dos olhos de reconhecer a posição de uma metade do corpo.
- ✓ Incapacidade de moldar as palavras de forma compreensível.
- ✓ Talvez seja possível responder com apenas uma palavra.
- ✓ Incapacidade de entender palavras faladas.
- ✓ A pessoa é capaz de falar, mas não entende o significado.

Informe ao paciente que é possível haver alterações sensoriais. Exercite as áreas afetadas dentro da amplitude de movimento e use equipamentos corretivos, se necessário. Incentive o paciente a repetir o som das letras do alfabeto. Examine a capacidade do paciente de escrever para ser usada como meio de comunicação. Fale devagar e claramente para ajudar o paciente a formar os sons. Examine a capacidade de leitura do paciente para ser usada como meio de comunicação. Fale claramente e use frases simples. Se necessário, use imagens com gestos e gestos.

C) Tratamento: Uma das medidas emergenciais é manter as vias aéreas abertas. Se o cliente tiver perdido a consciência, ele deve ser virado para a parte lesionada do corpo para ajudar a drenar a saliva pelo trato respiratório. A gola da roupa também deve ser afrouxada para facilitar o retorno do sangue venoso. A cabeça também é mantida elevada e o pescoço é impedido de se dobrar. Para pacientes com AIT ou AVC cardiogênico, é prescrita varfarina sódica (se a aspirina for contraindicada). Os medicamentos anti-hipertensivos são prescritos para evitar derrames secundários. Os agentes de coagulação controlam o tratamento do AVC isquêmico. O diagnóstico imediato do AVC e o início oportuno do tratamento com solvente de coágulo dentro de 3 horas em pacientes com AVC isquêmico reduzem o tamanho da área do AVC e, após 3 meses, geram uma melhora geral nos resultados funcionais e práticos desses pacientes.

C1) Os critérios aceitáveis para o tratamento com AP são:

- ✓ Idade igual ou superior a 18 anos e diagnóstico clínico de AVC.
- ✓ Consciência de quando o derrame começou há 3 horas ou menos.
- ✓ Pressão arterial sistólica abaixo de 185 e diástole de 110.
- ✓ Ausência de derrames leves ou de derrames que cicatrizam rapidamente.
- ✓ Sem convulsões no início do derrame.

- ✓ Não use varfarina (Coumadin).
- ✓ Sem histórico de hemorragia intracerebral.
- ✓ Neoplasias, anormalidades artério-venosas e turismo Ausência de cirurgia de grande porte por 14 dias.
- ✓ Sem derrame ou lesões graves na cabeça e cirurgia na cabeça por 3 meses.
- ✓ Nenhum sangramento no trato urinário ou gastrointestinal nos 21 dias anteriores ao AVC.

No primeiro estágio, 10% da dose calculada é infundida em um período de mais de um minuto e, em seguida, a dose restante (ou seja, 90%) é infundida em uma hora. Os sinais vitais devem ser medidos a cada 15 minutos e, em seguida, deve ser realizada uma contagem completa de células sanguíneas, estudos de coagulação, determinação do tipo sanguíneo e teste de compatibilidade cruzada. Se a tomografia computadorizada mostrar sangramento dentro do crânio, deve-se usar plasma recém-congelado com fibrinogênio ou criopreservação de PT para corrigir coagulopatias. Se o paciente não for um bom candidato ao t-PA, serão realizados outros tratamentos.

O consumo de anticoagulantes também traz riscos, como hemorragia intracraniana, hemorragia sistêmica e morte. Portanto, o uso de heparina geralmente não é recomendado para todos os pacientes com AVC isquêmico agudo. A heparina é usada apenas para prevenir a recorrência do AVC em pacientes com alto risco de embolia cardiogênica. Doses não menopausais de heparina são geralmente injetadas por via intravenosa e, em seguida, usa-se varfarina oral. Após um AVC isquêmico, o paciente pode estar com PIC elevada para edema cerebral e suas complicações. A administração de diuréticos osmóticos, como o manitol, a manutenção da PaCO2 na faixa de 30 a 35 mmHg e a prevenção da hipóxia, a elevação da cabeceira da cama (30 graus) para melhorar a drenagem vascular e reduzir a PIC, se necessário, o implante traqueal, o monitoramento contínuo do estado hemodinâmico e do estado dos nervos são outras medidas. O enfermeiro deve garantir o fornecimento adequado de oxigênio ao paciente para evitar a extensão da isquemia devido à hipóxia. Se o cliente tiver perdido a consciência, ele será colocado no lado meio lesionado para ajudar a drenar a saliva. Para evitar AITs e derrames leves, a endarterectomia da carótida é o principal procedimento cirúrgico no qual as placas de endurecimento ou os trombos da artéria são removidos da artéria carótida. Esse método é adequado para pacientes que apresentam sintomas de AIT ou AVC leve devido à estenose grave ou moderada da artéria carótida e outros riscos ou diminuição do fluxo sanguíneo que podem causar sangramento, isquemia e obstrução anastomótica. Os receptores de pressão na parede do seio carotídeo são um dos mecanismos naturais de redução da pressão arterial. A manipulação dos receptores de pressão arterial durante a cirurgia pode causar distúrbios de curto prazo na regulação da pressão arterial e ocorre em 5% dos pacientes.

Acidentes vasculares cerebrais hemorrágicos

Esses AVCs são causados principalmente por hemorragia intracerebral ou subaracnóidea. Cerca de 80% das hemorragias cerebrais primárias devido à ruptura espontânea de pequenos vasos sanguíneos não são controladas pela HTN.

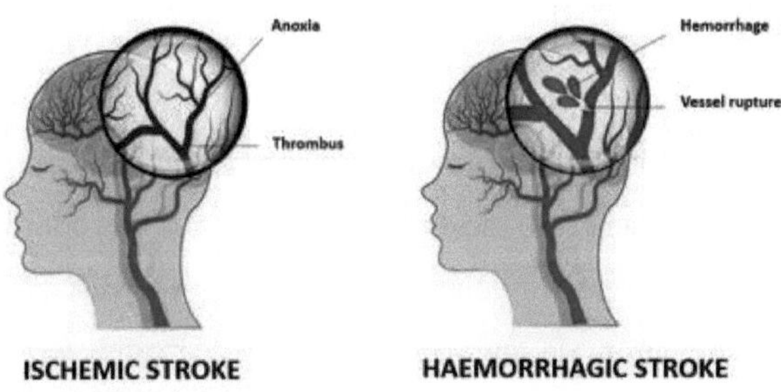

Figura 64. Derrame

A) Fatores: A aterosclerose também é uma das principais causas de ruptura vascular. A ruptura de aneurismas e a angiopatia amiloide do cérebro (deposição de proteína beta-amiloide em vasos sanguíneos de pequeno e médio porte) são outras causas comuns. Anormalidades -venosasArtérias, aneurismas intracranianos, neoplasias intracranianas e certos medicamentos são causas secundárias de hemorragia cerebral. Nos AVCs hemorrágicos, o período de recuperação é mais longo e o paciente desenvolve defeitos mais graves após passar pela fase aguda da doença. O sangramento ocorre principalmente nos lobos do cérebro, nos gânglios basais, no tálamo, no tronco cerebral (principalmente na ponte cerebral) e no cerebelo. Os aneurismas geralmente se formam na junção das grandes artérias do anel de Willis. As malformações veno-arteriais (MAV) são uma das causas de AVCs hemorrágicos em jovens, durante os quais, durante o desenvolvimento embrionário, as artérias e veias do cérebro ficam emaranhadas e dilatadas sem um leito capilar. A causa mais comum de hemorragia subaracnóidea é a ruptura do anel de Willis e dos aneurismas de MAV.

Manifestações clínicas: O paciente geralmente relata fortes dores de cabeça. O vômito é o início súbito de alterações no nível de consciência e a possibilidade de convulsões regionais devido ao envolvimento do tronco cerebral. Os AVCs hemorrágicos também apresentam sintomas específicos, dependendo do local envolvido. Os pacientes com aneurismas intracranianos ou MAVs também apresentam manifestações clínicas específicas. A ruptura de um aneurisma ou MAV causa fortes dores de cabeça, muitas vezes acompanhadas de perda de consciência em diferentes períodos de tempo. A dor e a rigidez na parte posterior do pescoço e da coluna também podem ser causadas pela estimulação das meninges. Distúrbios visuais, como diplopia, perda de visão e ptose, também ocorrem quando o aneurisma está adjacente ao nervo motor do olho. Zumbido, tontura e hemiparesia são outros sintomas.

Complicações: A hipóxia cerebral, a diminuição do fluxo sanguíneo cerebral e a expansão da área afetada estão entre as complicações imediatas dos AVCs hemorrágicos. O uso de oxigênio suplementar e a manutenção de um nível aceitável de Hb e HCT ajudam o suprimento de oxigênio para o cérebro. A hidratação adequada também reduz a viscosidade do sangue e melhora o fluxo sanguíneo cerebral. Deve-se evitar aumentos e reduções excessivos da PA. Também é importante prestar atenção às convulsões e iniciar os tratamentos adequados, pois elas colocam em risco o fluxo sanguíneo cerebral. O espasmo vascular do cérebro é uma das complicações. Ele é causado seriamente por hemorragia subaracnóidea, que causa de 50% a 40% da taxa de mortalidade em pessoas após o estágio inicial. O vasoespasmo causa isquemia e acidente vascular cerebral, e geralmente ocorre de 4 a 14 dias após o jogo inicial, ou seja, até que o coágulo se dissolva e a chance de novo sangramento aumente.

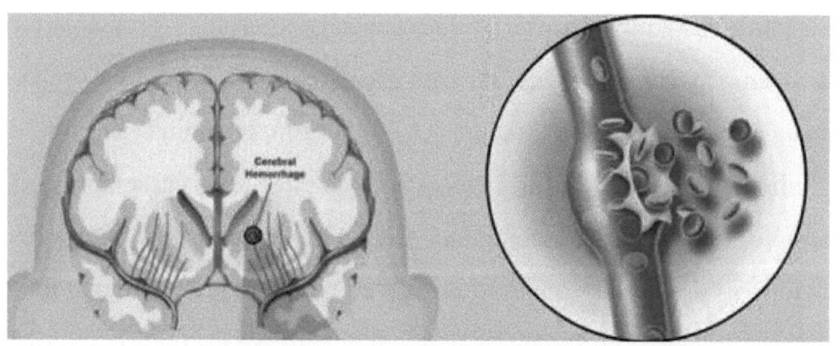

Figura 65. Cabeçalho hemorrágico

Diagnóstico: A detecção precoce para remover aneurismas pode evitar sangramentos. Remoção de sangue dos tanques. Artérias cerebrais grandes também não podem evitar o espasmo vascular. Tomar nimodipina, que bloqueia os bloqueadores dos canais de cálcio, também pode ajudar a evitar que o paciente piore.

Tratamento: O tratamento Triple H que causa e reduz os efeitos prejudiciais da isquemia inclui: aumento do volume de fluidos, aumento da PA arterial induzida e normalização da PA e diluição do sangue. O aumento da PIC é outra complicação que ocorre quase que tardiamente. Ele ocorre em todas as hemorragias subaracnóideas e é causado pela circulação prejudicada do LCR devido à presença de sangue nos reservatórios basais. Cateteres ventriculares são usados para remover o LCR, se necessário. O manitol pode ser usado e, nesse caso, complicações como desidratação e desequilíbrio eletrolítico devem ser consideradas. A elevação da PA sistólica é outra complicação que causa hemorragia intracerebral. A PA sistólica deve permanecer abaixo de 150 mmHg para evitar o aumento do hematoma. As convulsões também aumentam a PA. Portanto, ela deve ser controlada. Os amaciantes de fezes também são usados para evitar que o paciente se esforce durante a defecação, o que pode aumentar a pressão arterial. Prevenção O controle da pressão arterial é a forma mais importante de prevenção e o paciente deve evitar o consumo excessivo de álcool. A fenilpropanolamina é um dos ingredientes usados em inibidores de apetite, medicamentos contra resfriado e tosse, que aumentam a taxa de derrames hemorrágicos. Portanto, as pessoas devem estar atentas ao consumo arbitrário. O repouso no leito é tratado com sedativos para evitar estresse e agitação, e cirurgia ou medicação para evitar novo sangramento. Analgésicos como o acetaminofeno são prescritos para aliviar dores de cabeça e no pescoço. Meias elásticas são usadas para prevenir a TVP. Para pacientes com hemorragia cerebelar Se a área de sangramento exceder 3 cm de diâmetro e o escore da escala de Glasgow for baixo, a drenagem é realizada cirurgicamente, geralmente por craniotomia.

Cuidados de enfermagem: A melhoria do suprimento de sangue para o tecido cerebral do paciente deve ser monitorada quanto à deterioração do sistema nervoso devido ao aumento do sangramento, aumento da PIC ou espasmo vascular. As precauções para aneurismas incluem a criação de um ambiente não estimulante e a prevenção do aumento da PIC e de mais sangramentos. O paciente deve ser imediatamente colocado em repouso, em um ambiente calmo e sem estresse, pois a dor e a ansiedade aumentam a PA, o que aumenta o risco de O sangue no espaço subaracnóideo ou nos ventrículos impede a circulação do LCR e leva à hidrocefalia. Essa complicação pode ocorrer nas primeiras 24 horas (aguda) após o sangramento na área subaracnóidea ou alguns dias (subaguda) a algumas semanas depois (tardia). A hidrocefalia aguda é caracterizada por anestesia e coma súbito e é controlada pela drenagem de fluido por meio de uma ventriculostomia.

Os sintomas da hidrocefalia subaguda e tardia incluem:

- ✓ Início gradual da sonolência.
- ✓ Mudanças de comportamento.
- ✓ Marcha atáxica.

O shunt ventricular peritoneal é usado para tratar esse tipo de hidrocefalia. A taxa de ressangramento após a hemorragia intracerebral primária é de cerca de 2% e a hipertensão é o fator de risco mais grave e geralmente ocorre nas primeiras duas semanas após o início do sangramento primário. Os sintomas de sangramento incluem dores de cabeça súbitas e intensas, náuseas, vômitos, perda de consciência e defeitos neurológicos. A hiponatremia ocorre em 10% a 40% dos pacientes após uma hemorragia subaracnóidea. Se seu nível de sódio sérico permanecer baixo por 24 horas ou mais, informe seu médico. O paciente também deve ser monitorado quanto à SIADH. O uso de solução salina hipertônica é o tratamento para a maioria dos casos desse distúrbio.

Lesões nervosas da cabeça

Há dois tipos de lesão cerebral traumática. A primária e a secundária. Nas lesões primárias, o cérebro é danificado desde o início por um evento traumático. Por exemplo, contusões, esmagamento e ruptura de vasos sanguíneos devido a um trauma. As lesões secundárias ocorrem horas e dias após a primeira lesão e são causadas principalmente por edema ou isquemia cerebral não controlados ou alterações químicas resultantes de trauma direto no cérebro. As lesões no couro cabeludo são classificadas como lesões leves na cabeça.

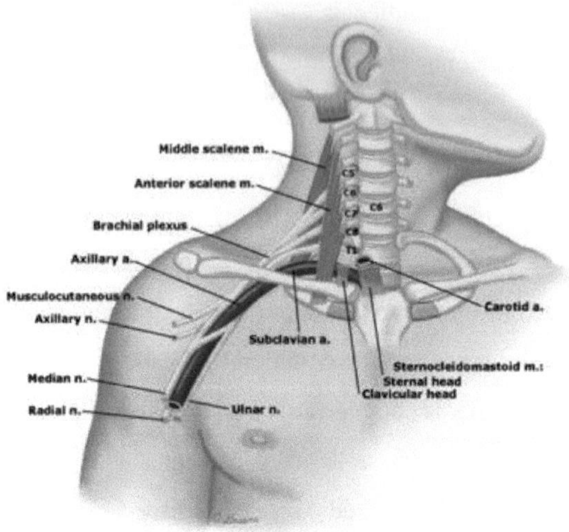

Figura 66. Lesões nervosas associadas à cirurgia ginecológica

Devido à contração insuficiente de muitas artérias, o sangramento geralmente é grave. A lesão pode ser uma simples contusão, ruptura ou hematoma subglobular. As feridas do couro cabeludo podem ser um local de infecção e se espalhar para o crânio. Por esse motivo, o local é cuidadosamente lavado e desinfetado antes da sutura das lacerações. Os hematomas subgalerais geralmente são absorvidos espontaneamente e não requerem tratamento. Fraturas de crânio As fraturas de crânio podem ocorrer com ou sem lesão cerebral.

As fraturas lineares (simples) aparecem como uma linha ao longo do osso. No tipo de fratura, as linhas de fratura são numerosas e o osso é quebrado. Se a parte quebrada entrar no tecido cerebral, ela é chamada de fratura submersa. As fraturas basais são fraturas dos ossos na base dos lobos temporais e frontais e geralmente não são visíveis em radiografias simples. Nesse tipo de fratura, há sangramento do nariz, da garganta ou do ouvido, e pode haver LCR e otorreia, pois tendem a atingir os seios nasais ao redor do nariz no osso frontal e o ouvido médio no osso temporal.

A secreção do LCR é um problema sério, pois se os organismos atingirem os componentes intracranianos por meio do ouvido ou dos seios da face devido à ruptura da dura-máter, pode ocorrer infecção meníngea e lesões cerebrais em geral. Ela acompanha ou rompe artérias devido ao deslocamento do cérebro, que se estende das superfícies corticais até o palato duro. Essas lesões podem ser do tipo cupim, contra-cupim ou cupim-contra-cupim. No tipo cupê, a lesão ocorre no mesmo nível do impacto, mas no tipo contra-cupê, a lesão ocorre na superfície oposta do impacto, o que se deve à reabertura do conteúdo do crânio para a posição original.

Mecanismos relacionados a lesões na cabeça

- ✓ Lesões penetrantes podem causar fraturas cranianas.
- ✓ Lesões disseminadas, como traumas no crânio, não levam a fraturas. Devido ao intenso deslocamento do cérebro, elas causam ruptura dos vasos sanguíneos que se estendem das superfícies corticais até o palato duro. A ruptura das artérias também leva à formação de hematoma subaracnóideo. Procure áreas do cérebro que estejam machucadas ou esmagadas.
- ✓ Quando o conteúdo do crânio retorna à sua posição original, a área oposta ao impacto também é danificada. Esses tipos de lesões são chamados de lesões traumáticas ou lesões relacionadas ao trabalho.

Referências

Abou Chacra L, Fenollar F, Diop K. Bacterial Vaginosis: What Do We Currently Know? Front Cell Infect Microbiol. 2021;11: 672429.

Aminzadeh Z, Fadaeian A. Reactive arthritis induced by bacterial vaginosis: prevention with an effective treatment (Artrite reativa induzida por vaginose bacteriana: prevenção com um tratamento eficaz). Int J Prev Med 2013; 4(7):841-4.

Anderson MR, Klink K, Cohrssen A. Avaliação de queixas vaginais. JAMA 2004 Mar 17;291(11):136879.

AS Seyedsalehi, F Rasouli. Do Adiponectin and Nesfatin Levels Predict Polycystic Ovary Syndrome (PCOS)? An Update Systematic Review, Eurasian Journal of Chemical, Medicinal and Petroleum Research, 2024, 3 (2), 659-671

Asiegbu OG, Asiegbu UV, Onwe B, Iwe AB. Prevalência de vaginose bacteriana entre pacientes pré-natais no hospital universitário federal Abakaliki, sudeste da Nigéria. Open J Obstet Gynecol 2018; 8(01):75.

Baisley K, Changalucha J, Weiss HA, Mugeye K, Everett D, Hambleton I, et al. Bacterial vaginosis in female facility workers in north-western Tanzania: prevalence and risk factors (Vaginose bacteriana em trabalhadoras de instalações no noroeste da Tanzânia: prevalência e fatores de risco). Sexual Transm Infect 2009; 85(5):370-5.

Baruah FK, Sharma A, Das C, Hazarika NK, Hussain JH. Role of Gardnerella vaginalis as an etiological agent of bacterial vaginosis (Papel da Gardnerella vaginalis como agente etiológico da vaginose bacteriana). Iran J Microbiol. 2014 Dec;6(6):409-14.

Bayigga L, Kateete DP, Anderson DJ, Sekikubo M, Nakanjako D. Diversity of vaginal microbiota in sub-Saharan Africa and its effects on HIV transmission and prevention (Diversidade da microbiota vaginal na África Subsaariana e seus efeitos na transmissão e prevenção do HIV). Am J Obstet Gynecol. 2019 Feb;220(2):155-166.

Berek JS. Berek & Novak's Gynecology, 14ª edição. Philadelphia: Lippincott Williams & Wilkins; 2007:5415.

Bukusi EA, Cohen CR, Meier AS, Waiyaki PG, Nguti R, Njeri JN, et al. Bacterial vaginosis: risk factors among Kenyan women and their male partners (Vaginose bacteriana: fatores de risco entre mulheres quenianas e seus parceiros masculinos). Sex Transm Dis 2006; 33(6):361-7.

Castro J, Jefferson KK, Cerca N. Genetic Heterogeneity and Taxonomic Diversity among Gardnerella Species (Heterogeneidade genética e diversidade taxonômica entre espécies de Gardnerella). Trends Microbiol. 2020 Mar;28(3):202-211.

Chan JF, Lau SK, Curreem SO, To KK, Leung SS, Cheng VC, et al. Primeiro relato de bacteremia espontânea intraparto por Atopobium vaginae. J Clin Microbiol 2012; 50(7):2525-8.

Chow K, Wooten D, Annepally S, Burke L, Edi R, Morris SR. Impact of (recurrent) bacterial vaginosis on quality of life and the need for accessible alternative treatments (Impacto da vaginose bacteriana (recorrente) na qualidade de vida e na necessidade de tratamentos alternativos acessíveis). BMC Womens Health. 2023 Mar 18;23(1):112.

Cohen CR, Wierzbicki MR, French AL, Morris S, Newmann S, Reno H, Green L, Miller S, Powell J, Parks T, Hemmerling A. Randomized Trial of Lactin-V to Prevent Recurrence of Bacterial Vaginosis. N Engl J Med. 2020 May 14;382(20):1906-1915

Coleman JS, Gaydos CA. Molecular Diagnosis of Bacterial Vaginosis: an Update (Diagnóstico molecular da vaginose bacteriana: uma atualização). J Clin Microbiol. 2018 Sep;56(9)

Coudray MS, Madhivanan P. Bacterial vaginosis-A brief synopsis of the literature (Vaginose bacteriana - uma breve sinopse da literatura). Eur J Obstet Gynecol Reprod Biol. 2020 Feb;245: 143-148.

Coughlin G, Secor M. Bacterial vaginosis: update on evidence-based care (Vaginose bacteriana: atualização sobre cuidados baseados em evidências). Adv Nurse Pract. 2010 Jan;18(1):41-4, 53.

D Deltani, The effect of donepezil and hyosiamoside on improving spatial memory in rats with Alzheimer's disease, Eurasian Journal of Chemical, Medicinal and Petroleum Research, 2024, 3 (3), 950-971

D Deltani, Benefits of Skin Rejuvenation with RF Micro Needling, Eurasian Journal of Chemical, Medicinal and Petroleum Research, 2024 3 (3), 906-928

D Rahi, S Abbassi, N Tajbakhsh, A systematic Review on Epidemiologic Study on Radiolucent lesions in Patients Referred to Radiology Departments, Eurasian Journal of Chemical, Medicinal and Petroleum Research, 2024, 3 (3), 1016-1035

D Rahi, S Abbassi, N Tajbakhsh, Evaluation of Root Canal Morphology of Mandibular Bone Using Radiological Imaged a Systematic Review, Eurasian Journal of Chemical, Medicinal and Petroleum Research, 2024, 3 (3), 993-1015

D.H Birman, Investigation of the Effects of Covid-19 on Different Organs of the Body (Investigação dos efeitos da Covid-19 em diferentes órgãos do corpo), Eurasian Joursnal of Chemical, Medicinal and Petroleum Research, 2(1), 2023, 24-36

Deese J, Pradhan S, Goetz H, Morrison C. Contraceptive use and the risk of sexually transmitted infection: systematic review and current perspectives. Acesso aberto J Contracept. 2018;9: 91-112.

Discacciati MG, Simoes JA, Amaral RG, Brolazo E, Rabelo-Santos SH, Westin MC, et al. Presença de 20% ou mais de clue cells: um critério preciso para o diagnóstico de vaginose bacteriana em esfregaços cervicais de Papanicolaou. Diagn Cytopathol 2006; 34(4):272-6.

Eastment MC, McClelland RS. Vaginal microbiota and susceptibility to HIV (Microbiota vaginal e suscetibilidade ao HIV). AIDS. 2018 Mar 27;32(6):687-698.

Eschenbach DA, Davick PR, Williams BL, Klebanoff SJ, YoungSmith K, Critchlow CM, et al. Prevalência de espécies de Lactobacillus produtoras de peróxido de hidrogênio em mulheres normais e mulheres com vaginose vaginal. J Clin Micro biol 1989 Feb;27(2):2516.

F Delborty, Can these environmental issues be resolved?, Eurasian Journal of Chemical, Medicinal and Petroleum Research, 1(3), 2022, 100-109

Ferris MJ, Masztal A, Martin DH. Uso de primers de PCR do gene 16S rRNA direcionados às espécies para detecção de Atopobium vaginae em pacientes com vaginose bacteriana. J Clin Microbiol 2004; 42(12):5892-4.

G Tanzifi, A Ahmadivand Koshki, Tradução da proteção contra radiação em medicina nuclear, Eurasian Journal of Chemical, Medicinal and Petroleum Research, 2024, 3 (3), 775-781

Greenbaum S, Greenbaum G, Moran-Gilad J, Weintraub AY. Ecological dynamics of the vaginal microbiome in relation to health and disease (Dinâmica ecológica do microbioma vaginal em relação à saúde e à doença). Am J Obstet Gynecol. 2019 Apr;220(4):324-335.

Gustin AT, Thurman AR, Chandra N, Schifanella L, Alcaide M, Fichorova R, Doncel GF, Gale M, Klatt NR. Recurrent bacterial vaginosis following metronidazole treatment is associated with microbiota richness at diagnosis (Vaginose bacteriana recorrente após tratamento com metronidazol está associada à riqueza da microbiota no momento do diagnóstico). Am J Obstet Gynecol. 2022 Feb;226(2):225. e1-225.e15.

Hadavand Mirzaei, K., Shojaei, M., Saboury M., (2024). Application of Robotic Instruments in Hip Arthroplasty Surgery Based on Practical Tips a Systematic Review, Eurasian Journal of Chemical, Medicinal and Petroleum Research 3 (2), 593-609

Hardy L, Jespers V, Dahchour N, Mwambarangwe L, Musengamana V, Vaneechoutte M, et al. Unravelling the bacterial vaginosis-associated biofilm: a multiplex Gardnerella vaginalis and Atopobium vaginae fluorescence in situ hybridization assay using peptide nucleic acid probes. PLoS One 2015; 10(8): e0136658.

Hardy L, Jespers V, Dahchour N, Mwambarangwe L, Musengamana V, Vaneechoutte M, Crucitti T. Unravelling the Bacterial Vaginosis-

Associated Biofilm: A Multiplex Gardnerella vaginalis and Atopobium vaginae Fluorescence In Situ Hybridization Assay Using Peptide Nucleic Acid Probes. PLoS One. 2015;10(8):e0136658.

Hartmann AA. [Infecção por Gardnerella vaginalis: aspectos clínicos, diagnóstico e terapia]. Urologe A. 1987 Sep;26(5):252-5.

Jafarnezhad F, Kiyani Mask M, Rakhshandeh H, Taghi Shakeri M. Comparação da porcentagem de sucesso médico do supositório vaginal Phytovagex e do comprimido oral de Metronidazol em mulheres com vaginose bacteriana. Iran J Obstet Gynecol Infertil 2017; 20(3):29-39.

Jain JP, Bristow CC, Pines HA, Harvey-Vera A, Rangel G, Staines H, Patterson TL, Strathdee SA. Factors in the HIV risk environment associated with bacterial vaginosis among HIV-negative female sex workers who inject drugs in the Mexico-United States border region. BMC Public Health. 2018 Aug 20;18(1):1032.

Janulaitiene M, Paliulyte V, Grinceviciene S, Zakareviciene J, Vladisauskiene A, Marcinkute A, Pleckaityte M. Prevalência e distribuição de subgrupos de Gardnerella vaginalis em mulheres com e sem vaginose bacteriana. BMC Infect Dis. 2017 Jun 05;17(1):394.

Javed A, Parvaiz F, Manzoor S. Bacterial vaginosis: Uma visão sobre a prevalência, o regime de tratamentos alternativos e seus padrões de resistência associados. Microb Pathog. 2019 Feb;127: 21-30.

K Hadavand Mirzaei, et al., Application of Robotic Instruments in Hip Arthroplasty Surgery Based on Practical Tips a Systematic Review, Eurasian Journal of Chemical, Medicinal and Petroleum Research, 2024, 3 (2), 593-609

Kazamzadeh M, Kashanian M, Sedaghat M. Evaluation and comparison of the pathogenic agents and risk factors of bacterial vaginosis (Avaliação e comparação dos agentes patogênicos e fatores de risco da vaginose bacteriana). Iran J Obstet Gynecol Infertil 2010; 13(4):9-13.

L Saboktakin, E-learning in Medical Student: Systematic Review in Evidence Base Articles, Eurasian Journal of Chemical, Medicinal and Petroleum Research, 2024, 3 (3), 797-808

Lamont RF, Keelan JA, Larsson PG, Jørgensen JS. O tratamento da vaginose bacteriana na gravidez com clindamicina para reduzir o risco de parto prematuro relacionado à infecção: uma resposta às recomendações clínicas do grupo de diretrizes da Danish Society of Obstetrics and Gynecology. Acta Obstet Gynecol Scand. 2017 Feb;96(2):139-143.

Landers DV, Wiesenfeld HC, Heine RP, Krohn MA, Hillier SL. Predictive value of the clinical diagnosis of lower genital tract infection in women (Valor preditivo do diagnóstico clínico de infecção do trato genital inferior em mulheres). Am J Obstet Gynecol 2004 Apr;190 (4):100410.

Landers DV, Wiesenfeld HC, Heine RP, Krohn MA, Hillier SL. Predictive value of the clinical diagnosis of lower genital tract infection in women (Valor preditivo do diagnóstico clínico de infecção do trato genital inferior em mulheres). Am J Obstet Gynecol 2004; 190(4):1004-10.

Latino MA, Lanza A, Bello L, Leotta E, Peretto M, Spagnolo E, et al. [Infecções cervicovaginais. Estudo de uma população na área de Turín]. [Artigo em italiano]. Minerva Ginecol 2002 Aug;54(4):30916.

M Delavera, How to Perform Micro Needling, Eurasian Journal of Chemical, Medicinal and Petroleum Research, 2024, 3 (3), 886-905

M Effati, M Montazer Bavil Olyaee, Seven Year Prognosis and Surgical Techniques of Thoracic Esophageal Perforation Treatment, Eurasian Journal of Chemical, Medicinal and Petroleum Research, 2024, 3 (3), 672-681

M Jafari, et al., Uma revisão sistemática: The Relation Between Vitamin D and Short Chain Fatty Acid in Serum Plasma with Protein Recombination in VDR in Multiple Sclerosis Patients (MS), Eurasian Journal of Chemical, Medicinal and Petroleum Research, 2024, 3 (3), 819-840

M Jafari, et al., Methylation and Demethylation Gene Pathway Bio Chemistry Signaling in Fat and Athlete Adults with Point of Dopaminergic Points,

Eurasian Journal of Chemical, Medicinal and Petroleum Research, 2024, 3 (3), 841-861

M Overmarkelini, Environmental Risk Factors for Drug Treatments, Eurasian Journal of Chemical, Medicinal and Petroleum Research, 2024, 3 (3), 929-949

M Overmarkelini, Pharmacological interventions for the treatment of phantom limb pain, Eurasian Journal of Chemical, Medicinal and Petroleum Research, 2024, 3 (3), 972-992

M Parsa, Design and Optimization of Hydrogen Production Systems in Fuel Cells, Eurasian Journal of Chemical, Medicinal and Petroleum Research, 2024, 3 (2), 474-486

Machado A, Cerca N. Influence of Biofilm Formation by Gardnerella vaginalis and Other Anaerobes on Bacterial Vaginosis (Influência da Formação de Biofilme por Gardnerella vaginalis e Outros Anaeróbios na Vaginose Bacteriana). J Infect Dis. 2015 Dec 15;212(12):1856-61.

Maftoon H, et al. Prevalência de Atopobium vagina em amostras vaginais de mulheres não grávidas sintomáticas. Koomesh, 2016, 18.1.

Malaguti N, Bahls LD, Uchimura NS, Gimenes F, Consolaro ME. Detecção sensível de treze agentes associados à vaginose bacteriana usando a reação em cadeia da polimerase multiplex. Biomed Res Int 2015; 2015:645853.

Marrazzo JM, Wiesenfeld HC, Murray PJ, Busse B, Meyn L, Krohn M, et al. Risk factors for cervicitis among women with bacterial vaginosis. J Infect Dis 2006 Mar 1;193(5):61724.

Marrazzo JM, Wiesenfeld HC, Murray PJ, Busse B, Meyn L, Krohn M, et al. Risk factors for cervicitis among women with bacterial vaginosis. J Infect Dis 2006; 193(5):617-24.

Martin R, Soberon N, Vazquez F, Suarez JE. [Microbiota vaginal: composição, papel protetor, patologias associadas e perspectivas terapêuticas. [Artigo em espanhol]. Enferm Infec Microbiol Clin 2008 ؛Mar;26(3):1607.

Mashburn J. Etiology, diagnosis and management of vaginitis (Etiologia, diagnóstico e tratamento da vaginite). J Midwifery Womens Health 2006 Nov Dez;51(6):42330.

Mauck C, Hillier SL, Gendreau J, Dart C, Chavoustie S, Sorkin-Wells V, Nicholson-Uhl C, Perez B, Jacobs M, Zack N, Friend D. Single-Dose, Bioadhesive Clindamycin 2% Gel for Bacterial Vaginosis: A Randomized Controlled Trial. Obstet Gynecol. 2022 Jun 01;139(6):1092-1102.

Mauck C, Hillier SL, Gendreau J, Dart C, Wu H, Chavoustie S, Sorkin-Wells V, Nicholson-Uhl CS, Perez B, Jacobs M, Zack N, Friend D. Acceptability of Single-dose Clindamycin Gel for Bacterial Vaginosis: A Randomized Controlled Trial. Clin Ther. 2023 May;45(5):415-425.

MENARD, J.-P., et al. Swabs vaginais autocoletados para o ensaio de reação em cadeia da polimerase quantitativa em tempo real de Atopobium vaginae e Gardnerella vaginalis e o diagnóstico de vaginose bacteriana. Revista Europeia de Microbiologia Clínica e Doenças Infecciosas, 2012, 31.4: 513-518.

Motamedi, T., Alizadeh Otaghvar, H., (2023). MJ Motamedi, Investigando as causas da cirurgia de re-laparotomia no campo do câncer gastrointestinal em pacientes encaminhados para o complexo educacional e terapêutico Rasul Akram (PBUH), Eurasian Journal of Chemical, Medicinal and Petroleum Research 2 (1), 2023, 37-46

Muzny CA, Van Gerwen OT. Secnidazole for Trichomoniasis in Women and Men (Secnidazol para tricomoníase em mulheres e homens). Sex Med Rev. 2022 Apr;10(2):255-262.

N Shahkarami, M Nazari, M Milanifard, R Tavakolimoghadam, A Bahmani, The assessment of iron deficiency biomarkers in both anemic and non-anemic dialysis patients: A systematic review and meta-analysis, Eurasian Chemical Communications 4 (6), 463-472

Nagaraja P. Antibiotic resistance of Gardnerella vaginalis in recurrent bacterial vaginosis (Resistência a antibióticos da Gardnerella vaginalis na vaginose bacteriana recorrente). Indian J Med Microbiol. 2008 Apr-Jun;26(2):155-7.

Nazardani SZ; Nourizadeh Dehkordi SH; Ghorbani A., A comprehensive evaluation of the Sports Physiotherapy curriculum. Eurasian Journal of Chemical, Medicinal and Petroleum Research, 2(1), 2023, 10-16

Nelson A, De Soyza A, Perry JD, Sutcliffe IC, Cummings SP. Desafios polimicrobianos aos postulados de Koch: lições ecológicas dos microbiomas da vaginose bacteriana e da fibrose cística. Innate Immun 2012; 18(5):774-83.

Ozturk CE, Ozdemir I, Yavuz T, Kaya D, Behcet M. Etiologic agents of cervicovaginitis in Turkish women. Saudi Med J 2006 Oct;27(10):15037.

Parhizkar A. Prevalence of symptomatic vaginal infections and its relation with contraceptive methods (Prevalência de infecções vaginais sintomáticas e sua relação com métodos contraceptivos). Congresso Coletivo de Enfermagem e Obstetrícia. Universidade de Ciências Médicas de Kermanshah, Kermanshah, Irã; 2003. P. 3-4.

Plummer EL, Vodstrcil LA, Doyle M, Danielewski JA, Murray GL, Fehler G, Fairley CK, Bulach DM, Garland SM, Chow EPF, Hocking JS, Bradshaw CS. A Prospective, Open-Label Pilot Study of Concurrent Male Partner Treatment for Bacterial Vaginosis (Estudo piloto prospectivo e aberto de tratamento simultâneo de parceiros masculinos para vaginose bacteriana). mBio. 2021 Oct 26;12(5): e0232321.

Polatti F. Bacterial vaginosis, Atopobium vaginae and nifuratel. Curr Clin Pharmacol 2012; 7(1):36-40.

PS Shojaee, SS Shojaee, V Banei, A Systematic Review of Studies on the Outcome and Side Effects of Intrathecal Morphine Injection in Posterior Fusion Surgery of Patients with Idiopathic Scoliosis, Eurasian Journal of Chemical, Medicinal and Petroleum Research, 2024, 3 (3), 1036-1047

R Azhough, et al., Types of Surgery for Anal Cancer, Eurasian Journal of Chemical, Medicinal and Petroleum Research, 2024, 3 (3), 809-818

Ravel J, Moreno I, Simón C. Bacterial vaginosis and its association with infertility, endometritis, and pelvic inflammatory disease (Vaginose bacteriana e sua associação com infertilidade, endometrite e doença inflamatória pélvica). Am J Obstet Gynecol. 2021 Mar;224(3):251-257.

Risser WL, Risser JM, Risser AL. Current perspectives in the USA on the diagnosis and treatment of pelvic inflammatory disease in adolescents (Perspectivas atuais nos EUA sobre o diagnóstico e tratamento da doença inflamatória pélvica em adolescentes). Adolesc Health Med Ther. 2017; 8:87-94.

Rouse AG, Gil KM, Davis K. Diagnosis of bacterial vaginosis in the pregnant patient in an acute care setting. Arch Gynecol Obstet 2009; 279(4):545-9.

Russo R, Karadja E, De Seta F. Mistura baseada em evidências contendo cepas de Lactobacillus e lactoferrina para prevenir vaginose bacteriana recorrente: um ensaio clínico randomizado, duplo-cego, controlado por placebo. Benef Microbes. 2019 Feb 08;10(1):19-26.

S Birmangi, A Review of the Effect of Corona on the Human Brain - Short Review, Eurasian Journal of Chemical, Medicinal and Petroleum Research, 1(3), 2022, 80-87,

S Margy, A Review of the Effect of Brain imaging- Short Review, Eurasian Journal of Chemical, Medicinal and Petroleum Research, 1(3), 2022, 88-99,

S Musaei S; The Effect of Pregnancy on the Skin (O efeito da gravidez na pele), Eurasian Journal of Chemical, Medicinal and Petroleum Research, 2(1), 2023, 17-23

S Rahbani, An alternative to Geolog software for fast calculation of water saturation using borehole data in a shaly sand reservoir, case study, Ahwaz Oil Field, Eurasian Journal of Chemical, Medicinal and Petroleum Research, 2024, 3 (3), 788-796

S Soubhak, Nursing actions in patients undergoing laryngectomy in relation to reducing anxiety and depression, Eurasian Journal of Chemical, Medicinal and Petroleum Research, 2024, 3 (2), 530-542

S Soubkari, Covid CT Chest Finding, Eurasian Journal of Chemical, Medicinal and Petroleum Research (EJCMPR), 2024, 3(2), 563-576

S Sourili, Quais são os critérios radiológicos para identificar o coronavírus em imagens de tomografia computadorizada?, Eurasian Journal of Chemical, Medicinal and Petroleum Research (EJCMPR), 2024, 3(2), 577-593

SB Keshavarz, The effect of hydraulic flow on the experimental relationships caused by porosity and permeability in oil reservoirs in southern Iran, Eurasian Journal of Chemical, Medicinal and Petroleum Research, 2024, 3 (3), 782-787

Schwebke JR, Muzny CA, Josey WE. Papel da Gardnerella vaginalis na patogênese da vaginose bacteriana: um modelo conceitual. J Infect Dis. 2014 Aug 01;210(3):338-43.

Slomski A. Single-Dose Clindamycin Gel Highly Effective for Bacterial Vaginosis (Gel de Clindamicina de Dose Única Altamente Eficaz para Vaginose Bacteriana). JAMA. 2022 Jun 28;327(24):2386.

Smart S, Singal A, Mindel A. Social and sexual risk factors for bacterial vaginosis (Fatores de risco sociais e sexuais para vaginose bacteriana). Sex Transm Infect 2004; 80(1):58-62.

T Mahmut, Hydropower plant and its environmental effects (Usina hidrelétrica e seus efeitos ambientais), Eurasian Journal of Chemical, Medicinal and Petroleum Research, 1(4), 2022, 130-137

Tafazoli M, Saki N, Mazloum SR, Rakhshandeh H, Shirazi M. Relationship between personal and medical factors with bacterial vaginosis recurrence in women referred to gynecologic clinics Tamin Ejtemaie, Mashhad, 2015. Iran J Obstet Gynecol Infertil 2016; 19(33):7-14.

Tavana Z, Zolghadri J, Hadaiegh MJ, Pourdast T. The effect of treatment of bacterial vaginosis on pregnancy outcome (O efeito do tratamento da vaginose bacteriana no resultado da gravidez). Iran J Obstet Gynecol Infertil 2010; 13(5):1-7.

Tosun I, Alpay Karaoğlu S, Ciftçi H, Buruk CK, Aydin F, Kiliç AO, Ertürk M. [Biótipos e padrões de resistência a antibióticos de cepas de Gardnerella vaginalis isoladas de mulheres saudáveis e mulheres com vaginose bacteriana]. Mikrobiyol Bul. 2007 Jan;41(1):21-7.

Verstraelen H, Swidsinski A. O biofilme na vaginose bacteriana: implicações para a epidemiologia, o diagnóstico e o tratamento: atualização de 2018. Curr Opin Infect Dis. 2019 Feb;32(1):38-42.

Verstraelen H, Verhelst R. Bacterial vaginosis: an update on diagnosis and treatment (Vaginose bacteriana: uma atualização sobre diagnóstico e tratamento). Expert Rev Anti Infect Ther. 2009 Nov;7(9):1109-24.

Vos P, Garrity G, Jones D, Krieg NR, Ludwig W, Rainey FA, et al. Bergey's manual of systematic bacteriology: Volume 3: The Firmicutes. Berlim, Alemanha: Springer Science & Business Media; 2011.

Yaghmaei M, Arbabi Kalati F, Jahantigh M, Roudbari M, Soltani B. Accuracy of amsel's criteria in the diagnosis of bacterial vaginosis (preliminary report). Iran J Obstet Gynecol Infertil 2009; 12(3):17-22.

Yudin MH, Money DM. No. 211-Screening and Management of Bacterial Vaginosis in Pregnancy (Triagem e tratamento da vaginose bacteriana na gravidez). J Obstet Gynaecol Can. 2017; 39(8): e184-e191.

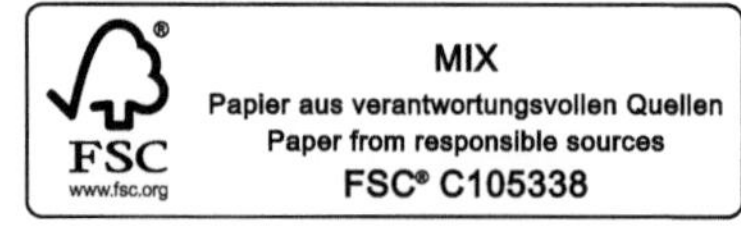

Printed by Books on Demand GmbH, Norderstedt / Germany